Johannes Joo

# Akupressur für jedermann

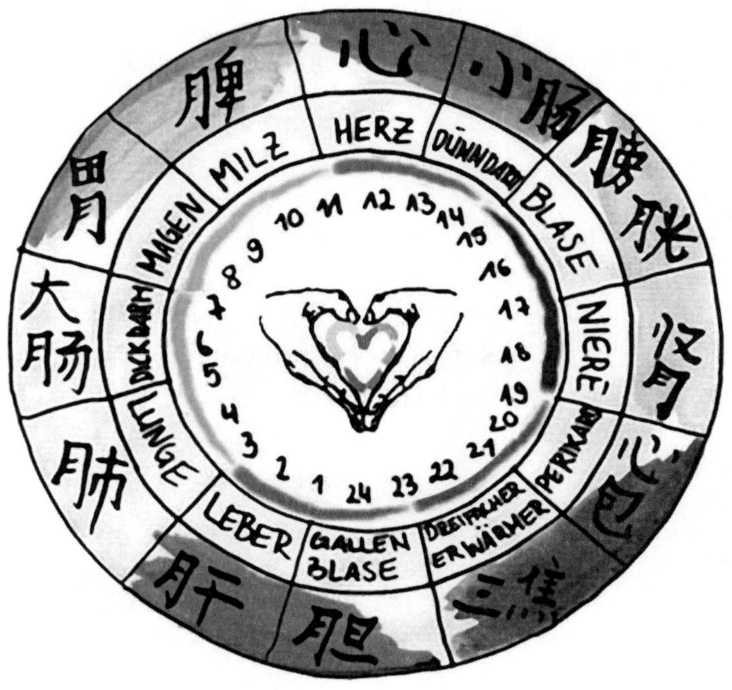


## Nutzen Sie die Kraft der Chinesischen Medizin

Rainer Bloch Verlag

Umschlaggrafik Organuhr: Zeichnungen im Buch Thaddea Schyle, Johannes Joos

**Akupressur für jedermann**

Nutzen Sie die Kraft der Chinesischen Medizin

Johannes Joos

ISBN 978-3-942179-52-2

Rainer Bloch Verlag

2. Auflage 15.01. 2020

Druck: SOL-Service GmbH, Westendstraße 5, 86529 Schrobenhausen

Impressum:

Rainer Bloch Verlag, Schwetzinger Str. 4, D - 69469 Weinheim,

Webseite: www.Bloch-Verlag.de, buch@bloch-verlag.de

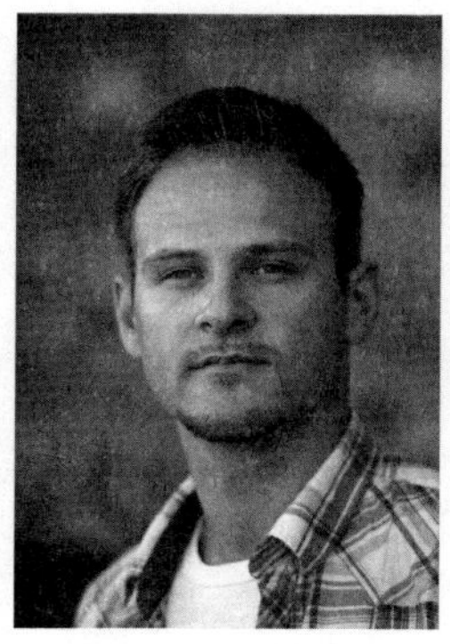

**Über den Autor:**

Johannes Joos wurde 1988 in Stuttgart geboren und wuchs in der Nähe von Freiburg im Breisgau auf. Nach seinem Zivildienst in einer Schwerbehinderten Einrichtung machte er eine Ausbildung zum Gesundheits- und Krankenpfleger. Bis heute arbeitet er in einem Akutkrankenhaus auf verschiedenen Abteilungen (Chirurgie, Innere Medizin, Überwachungseinheiten). Neben seinem Beruf im Krankenhaus bildete er sich fortlaufend weiter. Es folgte die Ausbildung und Zulassung als Heilpraktiker, sowie folgende Ausbildungen: ganzheitlicher Ernährungsberater, Ayurvedamasseur, Basenfastenleiter, langjährige Hospitation in einer Arztpraxis für Chinesische Medizin, Ausbildung in Traditioneller Chinesischer Medizin - Hippokrates Heilpraktikerschule Freiburg, einen Monat Praktikum auf der Insel Malta/ Gozo in der Abteilung für Chinesische Medizin am staatlichen Krankenhaus in Zusammenarbeit mit vier chinesischen TCM- Ärzten der VR China, eine Ausbildung zum "Psychotherapeutischen Begleiter" an der Psychoteraschule in Freiburg und zu guter Letzt eine Ausbildung in Tuina - Anmo Therapie an der Bio-medica Fachschule in Basel.

Johannes Joos ist verheiratet und Vater von zwei Kindern.

**Inhaltsverzeichnis**

## Vorwort

***Lieber Leser dieses Buches,***

dieser Ratgeber beschäftigt sich mit den Möglichkeiten, seine eigenen Selbstheilungskräfte im Sinne der Chinesischen Medizin zu aktivieren. Dies kann, entgegen der weitläufigen Meinung, nicht nur mit Akupunktur erreicht werden. Dennoch werde ich Ihnen im Folgenden vieles darüber erzählen, denn die Technik der Akupressur und Moxibustion basiert auf der klassischen Akupunktur. Im besten Falle aktivieren Sie Ihre Energiepunkte in der gleichen Intensität wie mit Akupunkturnadeln.

Die Akupressur bietet zudem einige Vorteile gegenüber der Akupunkturnadel. Sie kann zum Beispiel problemlos bei Kindern oder auch bei Menschen mit „Nadelangst" eingesetzt werden. Zudem ist es möglich, sie jederzeit in den Alltag zu integrieren, zum Beispiel von Menschen, die in Gesundheitsberufen arbeiten. Ich arbeite selbst als Krankenpfleger in der Akutmedizin und integriere die Akupressur häufig in die Ganzkörperwaschung der Patienten. Dabei stellte ich fest, dass die Patienten oft davon profitieren. Besonders in der Begleitung von Schmerzen und Übelkeit aber auch zur Beruhigung oder Kreislaufanregung können einige Punkte hilfreich sein.

Ein weiterer Vorteil der Akupressur besteht im direkten Hautkontakt zum Patienten. In der Akupunktur ist oft vom „Man behind the needle" die Rede, also vom Mann hinter der Nadel. Es beschreibt das Phänomen, dass die Akupunktur des einen Arztes unter den gleichen Voraussetzungen besser wirkt, als von einem anderen. Doch woran liegt das? Die Wirksamkeit ist nicht nur von der Nadel und dem Patienten abhängig, sondern auch vom eigenen Energiefeld des Therapeuten. Ist der Therapeut mit sich selbst im Reinen, fließt sein Qi frei und unbeschwert. Auf diese Weise kann er das Qi seines Patienten besser erreichen und beeinflussen. Der Therapeut der unausgeglichen, blockiert und missmutig daherkommt, wird bestimmt kein besseres Ergebnis erreichen können.

Ähnlich wie bei einer Massage entsteht im Rahmen der Akupressur oft eine gute Beziehung zwischen „Patient und Therapeut". Diese Situation ist förderlich für eine gute Gesprächsatmosphäre, sodass sich dem Therapeuten die Möglichkeit bietet, den Patienten noch besser kennenzulernen. Die Akupressur ist unabhängig von der nachweisbaren Wirksamkeit eine Methode, um dem Patienten zu signalisieren, dass er in seiner Erkrankung ernst genommen wird und „echte“ Zuwendung erhält. Einfach nur eine Pille hinzuwerfen und zu sagen: „Das wird schon wieder“ ist bestimmt weniger förderlich für eine gute Patient-Therapeuten Beziehung, als für einen kurzen Moment, im wahrsten Sinne des Wortes, „die Hand aufzulegen“.

Ich hoffe, ich kann Ihren Erwartungen mit diesem Ratgeber gerecht werden und wünsche Ihnen viel Spaß beim Lesen. Scheuen Sie sich nicht davor die Methoden auszuprobieren und Ihren Mitmenschen damit etwas Gutes zu tun. Ich hoffe, Sie werden viele heilsame Erfahrungen mit diesem Buch machen.

**Abgrenzung**

Ich möchte ausdrücklich darauf hinweisen, dass dieses Buch nicht den Eindruck erwecken soll, eine ärztliche Diagnostik zu verzögern, oder eine notwendige Therapie umgehen zu können. Traditionelle Chinesische Medizin kann dazu verwendet werden, Begleitsymptome von Erkrankungen zu bessern, Schmerzen zu lindern oder eigenständige Erkrankungen zu behandeln. Dies sollte aber erst dann erfolgen, wenn klar ist, um welche Erkrankung es sich handelt und ob nicht eine andere Therapie vorrangig wäre. Ich möchte Sie hier dazu anspornen, ihre Vorsorgeuntersuchungen regelmäßig wahrzunehmen und sich um ihre Gesundheit zu bemühen. Wir leben glücklicherweise in einem Land, welches über ein hervorragendes Gesundheitssystem verfügt, zu dem jeder Zugang hat. Sollten Sie an unklaren Symptomen leiden, so denken Sie daran; es könnte sich auch um eine ernsthafte, lebensbedrohliche Erkrankung handeln, daher sprechen Sie mit ihrem Arzt darüber.

Es ist mir ein Anliegen zu verdeutlichen, dass sich schwere Erkrankungen oft in anfangs „banalen“ Symptomen zeigen können. Um nicht bei jedem Krankheitsbild erneut auf die Wichtigkeit der schulmedizinischen Diagnostik hinzuweisen, tue ich dies mit diesem Text in aller Deutlichkeit.

## 1. Definition

Der Begriff Akupressur ist verwandt mit dem der Akupunktur. Diese stammt nicht, wie man erwarten würde, aus dem chinesischen, sondern aus dem griechischen (Acus: Nadel; pungere: stechen). Im Original heißt es „Zhenjiu“ und bedeutet „Nadelstechen“ und „Räuchern“. Das Räuchern bezieht sich hier auf die Erwärmung von Akupunkturpunkten mit Beifußkraut (Moxibustion).

Bei der Akupressur werden energetische Störungen im Organismus durch das Stimulieren von verschiedenen Punkten auf der Haut ausgeglichen. Die Akupressur löst verschiedene Reaktionen und Sensationen im umliegenden Gewebe aus und ist damit in der Lage, Organsysteme im Körper zu beeinflussen.

Die Akupunktur und- pressur stellt ein Teilgebiet der Traditionellen Chinesischen Medizin (TCM) dar. Zur klassischen TCM gehören außerdem Methoden wie die Kräutertherapie, Ernährungstherapie, manuelle Massagen (Tuina), Bewegungsübungen (Qi-Gong) und Meditation.

Meiner Auffassung nach ist die chinesische Energetik eng mit der spirituellen Haltung des Therapeuten verbunden. Spricht man von der Existenz des Qi (durchsichtiger Lebensenergie), bekommt das ganze schnell einen esoterischen Charakter, obwohl es reichlich wissenschaftliche Untersuchungen gibt welche die genaue Reaktion im Gewebe bei der Akupunktur / Akupressur belegen. Dennoch gibt es einen großen Unterschied zwischen dem Akupresseur, welcher ohne nachzudenken ins Gewebe drückt und dem Akupresseur, der Qi fühlt und in der Lage ist, Energieströme zu visualisieren.

## 2. Geschichte der Akupunktur

Die erste schriftliche Erwähnung der Akupunktur/Akupressur /Moxibustion stammt aus den Aufzeichnungen der Historiker von Sima Qian etwa aus dem zweiten Jahrhundert vor Christus.

Doch darf man sich die therapeutischen Methoden nicht genauso vorstellen wie in der modernen Arztpraxis. Hierzulande werden sehr feine, formstabile und sterile Nadeln verwendet. Doch bis dahin war es ein langer Weg. In der Antike wurde mit Steinnadeln, Holzsplittern, Knochenresten von Tieren und vielen weiteren Gegenständen akupunktiert.

Die chinesische Medizin konnte lange nicht als wissenschaftliche, einheitliche Methode bezeichnet werden. Häufig wurden einzelne Methoden in der Familie, oder auch von Arzt zu Lehrling weitergegeben. Die TCM der Vergangenheit kann als Erfahrungsmedizin gesehen werden, in der sämtliche Aspekte der Heilkunde vertreten waren. Das europäische Pendant dazu wurde von Hexen, Zauberern und Heilern praktiziert. Die chinesische Medizin besteht nicht, wie oft assoziiert, hauptsächlich aus der Akupunktur. Ganz im Gegenteil, die Akupunktur macht nur einen kleinen Teil der TCM aus, in der Summe nur etwa 10% des therapeutischen Spektrums. Andere Gebiete sind Kräuterheilkunde, Diätetik, Qi- Gong, Tuina-Anmo Massage, Akupressur und die Lebensführung gemäß der 5- Elemente-Lehre.

Die chinesische Medizin ist durch ihr langes Bestehen durch vielerlei Faktoren beeinflusst worden.

Die gesamte Medizin ist abhängig von der Chinesischen Philosophie. Diese bezieht sich auf das große ganze Universum, das bedeutet, alles ist ineinander verknüpft. Die Jahreszeiten geben einen Rhythmus vor, innerhalb dieses Zyklus spielt sich alles ab, was essentiell für das Funktionieren eines Systems notwendig ist. In Folge dessen ist der Zustand von Gesundheit oder Krankheit von weitaus mehr Dingen abhängig, als der körperlichen Verfassung. Faktoren wie die Jahreszeiten, das Wetter, emotionale Verfassung, Ernährung, Grundkonstitution, Lebensführung oder auch die räumliche Umgebung (z.B. die Arbeit in kalten, feuchten Räumen) nehmen hier eine zentrale Rolle ein. Sie sind sowohl in der Entstehung von Ungleich-gewichtszuständen, der Diagnostik, als auch in der Therapie von äußerst hoher Bedeutung.

Die chinesische Medizin wurde in ihrer Entstehung von zwei großen Philosophien geprägt und beeinflusst, dem Daoismus und dem Konfuzianismus.

### Daoismus

Der Daoismus, auch Taoismus genannt, geht auf Laot-se zurück, der etwa im 6. Jhd. v. Chr. gelebt haben soll. Laot-se bestritt die Existenz eines Gottes oder eines himmlischen

Seins. An deren Stelle setzte er das Dao. Das Dao ist ein Ordnungs-, bzw. Regulationsprinzip, welches allen Handlungen und Zuständen zugrunde liegt. Es beschreibt einen unfasslichen Urgrund der Welt, etwas, das allem übergeordnet ist. Ein Gesetz was nicht erkannt werden kann, aber durch intensives Betrachten gefühlt wird. Dao bedeutet ursprünglich „Weg". Verstanden wird es allerdings auch häufig als „Prinzip" oder „der rechte Weg". Das Dao war vor der Entstehung der Welt schon da, erst durch es konnten die „zehntausend Dinge" entstehen, welche insgesamt das Universum bilden.

Ebenso ist es verantwortlich für die Ordnung der Dinge, also Naturgesetze und Rhythmen.

Das Dao ist in der Lehre Laot-se der Grund des Seins, es enthält das Prinzip "sein oder nicht-sein". Das Dao bringt Zwieheit hervor, es beherrscht Yin und Yang, Licht und Schatten, Wärme und Kälte, Bewegung und Ruhe. Nach dem Prinzip des Dao wird alles von der Vitalkraft Qi durchdrungen. Qi beinhaltet Yin und Yang. Alle Dinge in unserem Kosmos sind aus zwei einander entgegen gesetzten Prinzipien zusammengesetzt.

*„Irgendetwas war formlos vorhanden,*
*Vor Himmel und Erde geboren,*
*In der Stille und Leere,*
*Unerschütterlich steht es für sich da.*
*Immer wiederkehrend ohne Unterlass.*
*Es ist die Mutter des Kosmos,*
*Ich kenne nicht seinen Namen,*
*Nenne es das Dao."*

Laot-se

In der Medizin steht das Dao für Ganzheitlichkeit. Die Erkrankung, Diagnostik und Therapie wird immer in einem ganzheitlichen Kontext betrachtet. Das eine beeinflusst das andere und umgekehrt. Erkrankung wird als Ungleichgewicht innerer und äußerer Kräfte gesehen.

## Konfuzianismus

Konfuzius lebte etwa um 500 v. Chr. und war ein chinesischer Denker, Philosoph und Lehrer, der die chinesische Denkweise maßgeblich beeinflusst hat. Die sogenannten „9 klassischen Bücher", die von ihm verfasst wurden, enthalten hauptsächlich moralische Grundsätze und Verhaltensempfehlungen. Tugenden wie Menschlichkeit, Schicklichkeit, Loyalität, Weisheit, Rechtschaffenheit und Nächstenliebe gehören zu den Grundsätzen des Konfuzianischen Seins. Konfuzius lehrt den goldenen Mittelweg, vermieden werden sollten zu einseitige Extreme, bzw. Exzesse. Konfuzius Lehre entspricht der Ordnung.

*„Es gibt drei Kennzeichen für einen überragenden Menschen,*
*Tugendhaft ist er, wenn er frei von Angst ist,*
*Weise ist er, wenn er frei von Erstaunen ist,*
*Tapfer ist er, wenn er frei von Furcht ist!"*
Konfuzius

In der Medizin findet sich Konfuzius „Lehre in der Ordnung", bzw. Strukturierung von Symptomen und Therapien. Ein Beispiel hierfür findet sich in der Theorie der 5 Elemente/ 5 Wandlungsphasen, oder auch in der Anordnung der Organ-Funktionskreise.

## Akupunktur in Deutschland

Im Jahr 1657 wird das therapeutische Stechen von Nadeln in einem Text von Jakob de Bondt erwähnt. Anfang des 19. Jahrhunderts findet die Akupunktur in Pariser Ärztekreisen große Beachtung, kann sich jedoch in dieser Zeit gegen die westliche Medizin nicht durchsetzen. Da Infektionskrankheiten in jener Zeit zu den großen Seuchen der Menschheit gehören und unzähligen Patienten den Tod bringen, konzentriert sich die Medizin hierzulande eher auf Medikamente wie Antibiotika und die moderne Chirurgie. Ein französischer Diplomat namens Sinologe Soulié de Morant (1878 - 1955) ließ sich zu Beginn des 20. Jahrhunderts in China in Akupunktur ausbilden. Er verfasste anschließend das erste westliche Werk der Akupunktur, welches bis heute nicht an Gültigkeit verloren hat.

Paul Nogier entwickelte im Jahre 1951 die moderne Ohrakupunktur, auch Aurikulotherapie genannt, er berichtete im Jahre 1956 über den Reflex „Auriculo-Cardiale“. Diese Entdeckung ist auch heute noch für viele Therapeuten die Grundlage ihrer Arbeit.

1971 erregte die Akupunktur abermals Aufsehen, als ein amerikanischer New York Times Journalist in Peking am Blinddarm operiert wird und begeistert über die Akupunktur zur Schmerzbekämpfung berichtet. Seit diesem Artikel erfreut sich die Akupunktur immer größerer Popularität, Heilpraktiker und Ärzte erzielen schier unfassbare Erfolge mit den kleinen Nadeln. In den Jahren darauf wurde viel Literatur verfasst, viel geforscht und noch mehr ausprobiert. Die Wirkmechanismen werden genauestens mittels MRT, CT und Ultraschall untersucht. Es sind Verfahren wie die Elektroakupunktur nach Voll, Elektrostimulation der Nadeln, Transkutane Nervenstimulation, Farbakupunktur uvm. entstanden. Seit 2003 ist die Akupunktur eine offizielle ärztliche Zusatzbezeichnung und gilt bei einer Reihe von Erkrankungen als wissenschaftlich evident (erwiesen).

## 3. Wirkmechanismen der Akupunktur / Akupressur

- Die Akupunktur stimuliert afferente Nervenfasern. Die Schmerzübertragung wird auf Rückenmarksebene blockiert (Hinterhornneurone).
- Impulsweiterleitung durch die Nerven ans Mittelhirn, dort werden Monoamine wie beispielsweise Serotonin (umgangssprachlich Glückshormon) freigesetzt.
- Head- Zonen: sie bezeichnen die Wechselwirkungen zwischen Haut und inneren Organen. Mit der Punktstimulation werden also Innere Organe beeinflusst (viszerokutane Reflexwege).
- Wirksamkeit durch Steigerung der Mikrozirkulation des Blutes im Gewebe: die Akupunktur setzt ein vasoaktives, intestinales Polypeptid (Calcitonin-Gene-related-Peptid) frei und steigert so die Blutzirkulation im Bereich des Punktes. Durch einen schmerzhaften Stimulus wird hier eine lokale Reaktion der Blutgefäße ausgelöst.
  Das erklärt die lokale Wirkung der Akupunktur, beispielsweise in der Schmerztherapie. Beobachten lässt sich dieses Phänomen, der sogenannte Axonreflex

während der Nadelung von Akupunkturpunkten, es bildet sich eine kreisförmige Rötung um die Nadel.

- Allgemein werden die Wirkmechanismen der Akupunktur wie folgt beschrieben: schmerzlindernd, Muskeltonus regulierend, Immun-modulierend, Psycho-neuro-endokrine Wirkung, abschwellend, durchblutungs-fördernd, vegetativ regulierend, psychisch ausgleichend.
- Viele Akupunkturpunkte entsprechen Triggerpunkten.

## 4. Indikationen, Kontraindikationen, Nebenwirkungen und Risiken einer Akupressurbehandlung

Indikationen

Grundsätzlich lohnt sich eine Akupressurbehandlung im Rahmen aller Erkrankungen, sowohl mit körperlicher, als auch mit psychischer Ursache. Die meisten Krankheitsbilder lassen sich durch eine gezielte Behandlung deutlich verbessern oder sogar heilen. Allerdings gibt es auch Erkrankungen, gegen die die Akupunktur/-pressur machtlos ist, beispielsweise Krebserkrankungen. Im Rahmen solcher Krankheitsprozesse kann die Akupressur jedoch helfen, den Patienten bestmöglich in seiner Genesung zu unterstützen. Die Nebenwirkungen von medikamentösen Therapien (z.B. einer Chemotherapie) können deutlich reduziert werden und so steigt in Konsequenz die Lebensqualität des Patienten, ohne dass direkten Einfluss auf die Grunderkrankung genommen wird. Die WHO veröffentlichte eine Liste mit konkreten Indikationen für eine Akupunkturbehandlung. Diese Liste wurde von den deutschen Fachgesellschaften für Akupunktur aktualisiert und erweitert. Die Liste der WHO umfasst sehr viel mehr Erkrankungen als die folgende, da sie für die Akupunktur gilt. Diese ist bei einigen Punkten deutlich effektiver als die Akupressur.

Erkrankungen, bei denen eine Indikation zur Akupunkturbehandlung /Akupressur gegeben ist:

*Erkrankungen des Stütz- und Bewegungssystems:*

- Schmerzen an Hals-, Brust- und Lendenwirbelsäule (HWS-Syndrom, zervikale Spondylitis, BWS-Syndrom, Thorakalsyndrom, LWS-Syndrom, Lumbago, Ischialgie, Lumbosakrales Schmerz-Syndrom)
- Myofasziales Schmerzsyndrom
- Fibromyalgie
- Arthralgien, Arthrosen, Arthritis und deren Begleitschmerzen
- Rheumatoide Arthritis
- Schulter-Arm-Syndrom, Frozen Shoulder, Periarthritis humeroscapularis
- Tennisellenbogen - Epikondylopathie
- Karpaltunnelsyndrom
- Hüftbeschwerden
- Kniebeschwerden
- Achillodynie
- Nachbehandlung von Hüft-, Knie- und Bandscheibenoperationen
- Schmerzen des Kiefergelenks

*Neurologische Krankheiten:*

- Kopfschmerzen, Migräne
- Neuralgien wie Trigeminusneuralgie, Interkostalneuralgie, Zosterneuralgie
- Schlaganfallnachsorge
- Lähmungen, Hemiparese,
- Begleitsymptome von neurologischen Erkrankungen

*Psychische und Psychosomatische Erkrankungen*:

- Depressionen
- Schlafstörungen
- Erschöpfungszustand
- Ängste, Unruhezustände, Psychovegetatives Syndrom
- Suchterkrankungen: Entgiftungsbehandlung und Therapiebegleitung, NADA Konzept (z.B. Alkohol, Nikotin, Arzneimittel, illegale Drogen)
- Somatoforme Störungen

*Erkrankungen der Atemwege:*

- Asthma
- Bronchitis
- Heuschnupfen - Rhinitis allergisch
- gehäuft auftretende Erkältungskrankheiten

*Herz- Kreislauf- Krankheiten:*

- Funktionelle Herzrhythmusstörungen
- Hypertonie, Hypotonie
- Periphere Durchblutungsstörungen

*Erkrankungen des Verdauungssystems:*

- Funktionelle Magen-Darm-Störungen
- Übelkeit, Erbrechen, Hyperemesis, (auch in der Schwangerschaft, unter Chemotherapie, postoperativ)
- Magenschleimhautentzündung (Gastritis)
- Verstopfung (Obstipation), Durchfall (Diarrhoe)
- Reizdarm (Colon irritabile)

*Urologische Erkrankungen:*

- Reizblase, rezidivierende Harnwegsinfekte
- Funktionelle Störung des Urogenitaltraktes
- Harninkontinenz, Enuresis
- Impotenz

*Gynäkologische Erkrankungen:*

- Menstruationsschmerzen, Zyklusstörung, Dysmenorrhoe, Prämenstruelles Syndrom
- Klimakterisches Syndrom
- Mastopathie
- Fruchtbarkeitsstörungen, Fertilitätsstörung, Frigidität

- Schwangerschaftserbrechen, Geburtshilfe, Geburtsvorbereitung, Geburtseinleitung, Geburtserleichterung, Laktationsstörung

*Hals-, Nasen-, Ohrenerkrankungen:*
- Heuschnupfen (Pollinosis), Rhinitis, Sinusitis, Tonsillitis
- Stimmstörung

*Hautkrankheiten:*
- Urtikaria
- Neurodermitis, atopisches Ekzem, Ekzem
- Akne vulgaris, Furunkulose
- Psoriasis
- Juckreiz

*Sonstige Indikationen:*
- Begleittherapie bei Tumorerkrankungen (z.B. Linderung der Übelkeit bei Chemotherapie, Tumorschmerzen)
- Postoperative Schmerzen
- Posttraumatische Schmerzen
- Zahnschmerzen
- Immunstörung
- posttraumatische und postoperative Heilungsstörung
- abschwellende, schmerzlindernde, lymphflussanregende Wirkung

Kontraindikationen

Die Akupressur gilt allgemein als nebenwirkungsarm und auch Kontraindikationen gibt es nur wenige. Generell sollte klar sein, dass die Akupressur eine begleitende Therapiemethode darstellt und bei Bestehenbleiben der Beschwerden ein Arzt oder Heilpraktiker aufgesucht werden muss.

(relative) Kontraindikationen sind:
- *Schwangerschaft:*

Die Akupressur ist in der Schwangerschaft nicht ausgeschlossen, sollte aber unter Vorsicht stattfinden. Einige Punkte gelten während der Schwangerschaft als verboten, da sie eine Frühgeburt oder Wehen auslösen können → Dickdarm 4.
Selbstverständlich ist die jeweilige individuelle Anatomie zu berücksichtigen. Punkte des Bauches sollten wegen des ungeborenen Kindes vermieden werden. Leichte, vorsichtige Bauchmassagen sind hingegen gut und fördern das Wohlbefinden von Mutter und Kind.

- *Patienten, welche Medikamente zur Blutverdünnung einnehmen (ASS, Plavix, Marcumar, Xarelto) oder Patienten mit Gerinnungsstörungen:*
  Die Punkte können ohne Problem akupressiert werden, allerdings sollten sie nicht zu kräftig behandelt werden, da es leicht zu Blutergüssen kommen kann.

- *Hautdefekte im Pressurgebiet:*
  Bei Ausschlägen, Wunden oder anderen schmerzhaften, unangenehmen Hautstörungen sollte auf andere Punkte ausgewichen werden. Nach den Regeln der Akupunktur kann das mögliche Gebiet durch die „Oben-Unten Regel“ oder die „Links-Rechts Regel“ beeinflusst werden.

- *Unklare Krankheitsbilder welche einer dringenden Schulmedizinischen Abklärung bedürfen:*
  Ein Therapeut sollte immer das größte Interesse zeigen zum Wohle des Patienten zu arbeiten. Nach wie vor ist die schulmedizinische Diagnostik und Therapie das wichtigste Instrument, um die höchste Sicherheit für den Patienten zu gewährleisten.

- *Patienten mit schweren psychiatrischen Erkrankungen:*
  Patienten, welche unter Schizophrenie oder psychotischen Syndromen leiden, können durch eine kräftige, ausführliche Akupressur verunsichert werden. Es kommt natürlich auf die individuelle Verfassung und das Verständnis des Patienten an. Bei akuten Psychosen ist die Akupressur aufgrund von möglichen paranoiden Fantasien o.ä. ebenfalls kontraindiziert.

Besondere Vorsicht ist mit Missbrauchsopfern geboten. Durch die schmerzhaft eindrückenden Berührungen kann eine Assoziation zum Missbrauchserlebnis entstehen und somit zu einer Re-Traumatisierung führen.

Risiken und Nebenwirkungen

- *Symptomverstärkung und Müdigkeit nach der Behandlung:*
  Dies ist weniger als Nebenwirkung zu verstehen, eher als Begleiterscheinung. Möglicherweise ist es günstig den Patienten darauf hinzuweisen, nicht sofort nach der Behandlung das Auto oder schwere Maschinen zu betätigen.

- *Bluterguss*
  Bei einer sehr intensiven Akupressur kann es zu kleineren Blutergüssen kommen. Im Sinne des Gewebereizes, der durch einen blauen Fleck geschieht, kann dieser für die Heilung der Beschwerden sogar förderlich sein. Der Bluterguss wirkt dabei wie eine Art Dauerreiz auf den Akupunkturpunkt.

- *Verbrennung bei unsachgemäßer Handhabung der Moxibustion*
  Durch die hohen Temperaturen bei der Moxibustion kann es zu kleineren Verbrennungen kommen. Diese sollten sofort gekühlt werden und falls nötig desinfiziert und mit einem Pflaster versorgt werden.

## 5. Substanztheorie: Qi, Blut und Körperflüssigkeiten

Durch die Akupressur wird Qi bewegt und gelenkt, daher ist es wichtig sich dieses Qi etwas genauer anzusehen.
Sprechen wir von Körpersubstanzen so sprechen wir auch von Qi. Qi wird häufig lediglich mit einer energetischen Kraft assoziiert. Eine Energie, die in den Leitbahnen zirkuliert und den Körper mit Lebenskraft versorgt. Doch Qi ist so viel mehr, Qi ist nicht nur Energie und Kraft, Qi ist eben auch Substanz und in diesem Kontext auch Blut und Körpersekrete.

Qi ist in allem vorhanden was lebt und so in aktive Prozesse eingebunden. Qi steht für Kraft, Prozesssteuerung, Dynamik, Transformation und Umwandlung. Qi ist dafür zuständig, unseren Körper vor Erkrankungen, also pathogenen Einflüssen zu schützen. Qi wärmt uns, Qi hilft Körperstrukturen zu erhalten und umzuwandeln (z. B. im Rahmen der Zellteilung), ohne Qi wäre kein Leben möglich. Qi ist das was uns zu Lebewesen macht.

*Das chinesische Schriftzeichen des Qi setzt sich zusammen aus dem Zeichen für Dampf und aus dem Zeichen für Reis. Qi ist also zugleich Masse, als auch Energie.*

<u>Ganz allgemein werden Qi folgende Funktionen zugeordnet:</u>

- **Qi bewegt** → Jedes Organ besitzt seine eigene Qi-Bewegungsrichtung, beispielsweise geht das Lungen-Qi mit der Einatmung nach unten in Richtung Niere, um sich anschließend im Körper zu verteilen und die Körperoberfläche durch einen feuchten „Nebel" zu nähren.
  Bei Störungen dieser Qi- Bewegungsrichtung kommt es zu Husten oder auch asthmatischen Beschwerden. Qi bewegt außerdem das Blut (Xue) und sorgt so für einen einwandfreien Blutkreislauf. Qi fließt gemeinsam mit Blut in den Gefäßen und ermöglicht erst den Blutfluss.
- **Qi erwärmt** →Abwehr-Qi (Wei Qi) wärmt die Körperoberfläche, man beachte die Korrelation zu Erkältungskrankheiten, Milz Qi wärmt von innen heraus und sorgt hierdurch für eine gute Verwertung der Nahrung, Nieren Qi (Ursprungs Qi) ist die Quelle der Körperwärme, die Nieren beherbergen Ming Men, das ministerielle Feuer welches als Flamme des Lebens gilt.
- **Qi hält die Organe** → Milz-Qi hält die Organe an ihrem Platz, bei einer Störung kommt es zum Prolaps (Organvorfälle). Ebenfalls hält es das Blut in den Gefäßen, bei einer Störung kommt es leicht zu Blutungen und Hämatomen. Nieren und Blasen Qi hält Urin in der Blase, bei einer Schwäche kommt es zur Harninkontinenz.
- **Qi wehrt ab** → Abwehr-Qi (Wei Qi) schützt den Körper an der Oberfläche vor krankmachenden Einflüssen von außen. Wei Qi wird von der Lunge gebildet.

- **Qi wandelt um →** Milz-Qi wandelt Nahrungsessenzen in Nahrungs-Qi (Gu Qi). Dem Nieren Qi ist es zu verdanken, dass Flüssigkeiten umgewandelt werden können.

Das Qi des Körpers lässt sich Zusammensetzen aus zwei Qi Formen. Zum einen dem **vorgeburtlichen** und zum anderen dem **nachgeburtlichen Qi**:

| Qi- Form | Qi- Bildung | Quelle der Qi- Bildung |
|---|---|---|
| Vorgeburtliches Qi<br>Jing-Nieren Essenz | Niere | Erbanlage,<br>Ursprungsenergie wird von den Eltern „vererbt" und erschöpft sich erst durch den Tod. |
| Nachgeburtliches Qi<br>Sammel -Qi<br>Nähr- Qi<br>Abwehr- Qi (Wei Qi) | Magen, Milz, Lunge | Nahrung<br>Flüssigkeiten<br>Atemluft<br>Unterstützung durch Nieren-Qi |

Störungen des Qi

- **Qi-Stagnation:** Qi fließt in Bahnen (Meridanen), wie z.B. ein Schlauchsystem, oder ein Rohr. Kommt es hier zu Irritationen oder Verletzungen bzw. „Erkrankungen", kann es passieren, dass ein Rohr verstopft, hinter der Barriere fließt nun nicht mehr ausreichend Qi. Es kann auch mit einem Unfall auf der Autobahn verglichen werden. Häufig werden Akupunkturpunkte dadurch druckdolent, es entstehen Schmerzen und Spannungen in diesem Bereich.
- **Mangel an Qi (Qi-Leere):** Qi- Leere kann praktisch in allen Organen vorkommen, das bedeutet dann, dass ein Organ seinen Aufgaben nicht mehr nachkommen kann. Beispielsweise kann eine Lungen-Qi- Leere zu Luftnot während Belastung führen, oder eine Milz-Qi-Leere zu Verdauungsstörungen mit unverdauten Speiseresten im Stuhlgang. Eine Fülle, also ein zu viel an Qi, gibt es glücklicherweise nicht.

- **Gegenläufiges Qi:** Dies bedeutet, dass das Qi nicht mehr seiner gesunden Fließrichtung nachkommen kann. Das Qi, welches eigentlich nach unten gehen sollte, geht auf einmal nach oben. Es kann auch bedeuten, dass Qi, welches ausbreitend in alle Richtungen geht, auf einmal zusammenziehend nach innen verläuft. Beispielsweise bedeutet gegenläufiges Magen-Qi, dass es zu Erbrechen, saurem Aufstoßen oder Schluckauf kommt.

Die Körpersäfte/ Körpersubstanzen

**Essenz / Jing:**

Jing gehört zu den Yin-Substanzen und wird in der Niere gespeichert. Die Essenz lässt sich an dem folgenden Beispiel einer Kerze gut verdeutlichen.

*„Die Essenz können wir uns als brennende Kerze vorstellen, wenn die Flamme Yang und das Wachs Yin ist, die Wärme welche die Flamme gibt, die Energie Qi und der Docht- das Licht der Flamme dann die pure Essenz Jing ist.“*

Wie die Kerze herunterbrennt ist von vielerlei Faktoren abhängig. Ein guter Docht jedoch bestimmt die Gleichmäßigkeit der Flamme und so bekommt eine Kerze eine lange Brenndauer. Wird das Feuer zu exzessiv angeheizt, verbraucht das viel Yin (Wachs) und die Lebensdauer der Kerze wird dementsprechend gering sein.

Jing bestimmt somit also die konstitutionelle Stärke eines Menschen, außerdem ist es die Grundlage für Fortpflanzung, Reifung, Wachstum und Entwicklung. Jing wird bei Qi-Mangel in das sogenannte Ursprungs-Qi umgewandelt und dem Körper zur Verfügung gestellt.

Der Verbrauch von Nieren-Jing lässt sich also steuern, ermöglicht man dem Körper allerdings an anderer Stelle ausreichend Qi zu gewinnen, muss er nicht auf seine „Reserven“ zurückgreifen. Ernährt man sich so, dass die Milz ausreichend Nahrungs-Qi und die Lunge ausreichend Atmungs-Qi gewinnen kann, wird weniger Jing verbraucht. Vergleichbar ist die Essenz auch mit einer Batterie, die immer dann einspringt, wenn Qi-Mangel herrscht, nur leider ist es eine dieser Batterien, die sich nicht wieder aufladen lässt.

Um einen übermäßigen Jing-Verbrauch zu verhindern, sollten jegliche Exzesse vermieden werden. Ausreichend Schlaf in der Nacht, die „Pflege der Mitte“, keine übermäßige sexuelle Betätigung, nicht zu viel körperliche oder psychische Belastung. Wie verbraucht man möglichst schnell, möglichst viel Jing (Essenz)? Ganz einfach, „Sex, Drugs and Rock and Roll“. Dazu noch jede Menge Kaffee um die kurzen Nächte zu kaschieren und schon ist die Nieren - Essenz verbraucht.

**Blut / Xue:**

Blut ist im Sinne der chinesischen Medizin eine Yin- Substanz und dafür zuständig, den Organismus zu nähren und zu befeuchten. Blut bildet im weiteren Sinne die materielle Grundlage für das Shen (Bewusstsein) worauf noch im Folgenden eingegangen wird. Milz und Magen-Qi sind dafür zuständig, Nahrung zu verdauen und die brauchbaren von den unbrauchbaren Substanzen zu trennen. Diese sogenannten reinen Nahrungsessenzen werden zu Nahrungs-Qi umgewandelt. Nahrungs-Qi wird im nächsten Schritt zu Sammel-Qi und schließlich zu Nähr-Qi umgewandelt. Nähr-Qi gelangt gemeinsam mit Körperflüssigkeiten in die Blutgefäße, um dort das Blut (Xue) zu bilden. Das bedeutet, dass für die Blutbildung die Ernährung äußerst wichtig ist. Jing (Essenz) kann ebenfalls bei einem Blutmangel zu Blut umgewandelt werden (der Funktionskreis Niere umfasst das Mark, also Gehirn und Knochen; im Knochenmark findet die Blutbildung statt). Im pathophysiologischen Kontext kommt es häufig zu Blut-Leere (Mangelnde Durchblutung im betroffenen Organ, aber auch der Peripherie, Mangelernährung von Shen), Blutstase (Fülle-Muster, oft gekennzeichnet durch stechende, lokale Schmerzen, violette Hautveränderungen, hervortreten von Venen) und Blut-Hitze (gekennzeichnet von Blutungen-Petechien, rotes Gesicht, unruhiger Shen-psychische Unruhe).

**Körperflüssigkeiten (Jin Xe):**

Hiermit sind alle restlichen Körperflüssigkeiten gemeint. Es wird unterschieden in Jin- und Xe-Flüssigkeiten.

- Xe-Flüssigkeiten sind all jene, welche eher dickflüssig und zäh sind. Sie besitzen im Allgemeinen eine höhere Viskosität als Jin-Flüssigkeiten. Gemeint sind hiermit die Flüssigkeiten in den Gelenken, die sogenannte Gelenkschmiere, Pankreassekret und Liquor.

- Jin-Flüssigkeiten sind alle, welche eher klar, flüssig und wässrig sind.
  *Der Schweiß* → in enger Verbindung mit dem *Herzen*
  *Das Nasensekret* → ein Sekret mit Bezug zur *Lunge*
  *Der Speichel (schleimig)* → ein Sekret der *Niere*
  *Der Speichel (wässrig)* → ein Sekret der *Milz*
  *Die Tränen* → als Flüssigkeit der *Leber*

Eine weitere Funktion der Jin-Flüssigkeiten ist die Befeuchtung des Blutes, ohne ausreichend Flüssigkeit kommt es zur „Eindickung" des Blutes und daraus resultierender Blutstase. Im westlichen Kontext steigt durch zu wenig Flüssigkeit das Risiko einer Thrombose, da das Blut nicht mehr ausreichend verdünnt ist.
Ein Mangel an Körperflüssigkeiten kann zu Durst, Verstopfung, wenig Urin, trockenen Schleimhäuten und Blut-Stase Symptomen führen.

**Der Geist: Bewusstsein (Shen)**

Shen, das Bewusstsein, ist an vielen seelisch-geistigen Prozessen im Körper beteiligt. Shen, so sagt man, hat seinen Sitz im Herzen. Das Herz ist praktisch sein Wohnhaus. Tagsüber geht er hinaus und schwebt überall im Körper umher, der Geist ist aktiv. Zur Nacht zieht er sich Stück für Stück in sein Haus (Herz) zurück um dort zu ruhen. Daher sind Schlafstörungen auch immer Ausdruck einer Shen-Störung.
Shen bestimmt die Wahrnehmung, die Intelligenz, das Denken, die Wachheit und die Konzentration.
Die materielle Basis von Shen verdanken wir dem Blut und dem Qi, sie nähren und bilden ihn. Den Zustand von Shen lässt sich in den Augen eines Menschen beurteilen. Ein Mann der reich an Shen ist, besitzt strahlende, leuchtende Augen. Er wird damit eine deutliche Wirkung auf sein Umfeld ausüben, manche Menschen übersetzen dies auch mit Charisma. Ist das Shen geschwächt, sehen die Augen leer aus, es fehlt ihnen an Glanz und sie wirken wie die Augen eines leidenden Mannes. Bei einer ausgeprägten Shen -Schwäche kommt es außerdem zu Depressionen, schneller Erschöpfung und fehlender mentaler Leistung.

- Es gibt drei seelisch- geistige Aspekte im Organsystem. Das Shen-Bewusstsein hat sein Sitz im Herzen.
- Die Leber beherbergt die Wanderseele „Hun“, sie kann mit dem immateriellen Anteil des Körpers verglichen werden, welcher nach dem Tod den Körper verlässt und bestehen bleibt. In diesem Kontext beinhaltet sie auch Erlebnisse und Emotionen der Vorfahren und wird dann wiederrum an die Nachfahren übergehen.
- Die Lunge beheimatet „Po“, übersetzt als „Instinktseele“. Po ist verantwortlich für das, was man als Bauchgefühl versteht, als Instinkt oder drittes Auge. Im westlichen Verständnis kann sie gut mit dem Vegetativum verglichen werden. Sie indiziert und lenkt Stress- und Ruhereaktionen.

## 6. Yin und Yang

*„Alle Dinge haben im Rücken das Männliche und vor sich das Weibliche. Wenn Männliches und Weibliches sich verbinden, erlangen alle Dinge Einklang.“*
*Lao-tse*

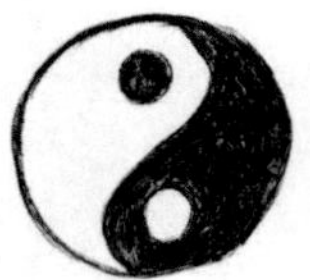

Yin und Yang, diese zwei Worte stehen in der chinesischen Medizin und Philosophie für zwei entgegengesetzte und dennoch aufeinander bezogene Kräfte bzw. Prinzipien. Das Symbol zeigt das weiße Yang (hell, männlich, Aktiv, hart), welches dem schwarzen Yin (dunkel, weiblich, passiv, weich) gegenübergestellt ist. In jeweils jedem Teil ist auch ein Teil des anderen vertreten.

Alles in unserem Universum entspricht Yin und Yang. Jedes Yin beinhaltet auch ein Aspekt des Yang und jedes Yang beinhaltet auch einen Aspekt des Yin. Ein beliebtes Beispiel um Yin und Yang zu erklären geschieht an dem Bild eines sonnenbeschienen Berges:

Die sonnenbeschiene Seite (Yang) beinhaltet Wachstum, die Pflanzen sprießen nur so vor sich hin, es ist warm, die Menschen siedeln sich eher dort an, wo die Sonne scheint und auch die Tiere versammeln sich gerne dort. Das Yang wird mit dem Tag assoziiert, an dem Leben und Schöpferisches stattfindet. Die Schattenreiche Seite (Yin) beinhaltet das Ruhige und Weiche. Hier ist es dunkel und kalt, Aktivität findet eher wenig statt.

Das Yin wird mit der Nacht assoziiert, trotzdem gibt es auch hier ein Yang, etwa den Mond, welcher die Nacht, wenn auch nur ein wenig, erleuchtet.
Yin und Yang wurden in der chinesischen Kultur immer mit allem verglichen, jedoch wurden sie nie mit moralischen Werten gemessen. Es gibt weder gut noch böse, noch besser oder schlechter im Yin- und Yang- Kontext.

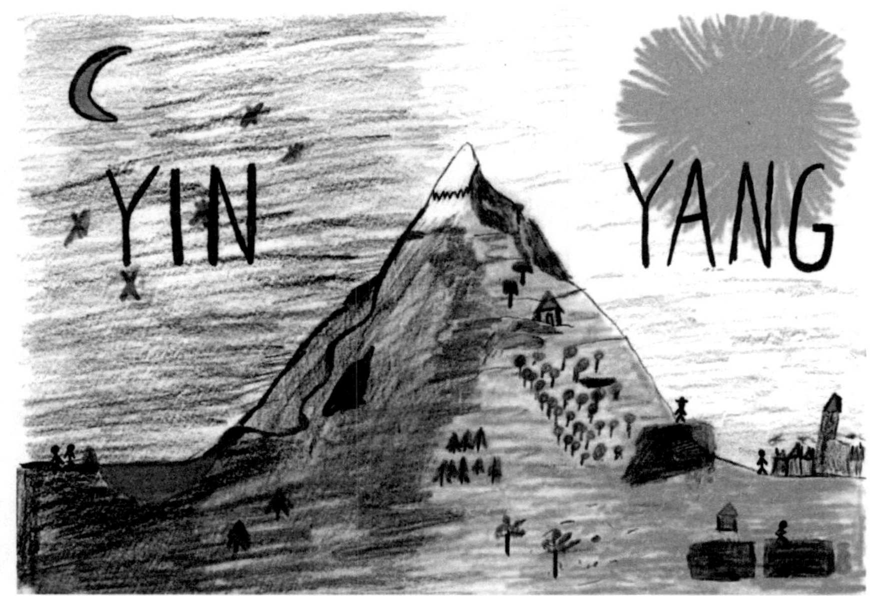


Yin und Yang

| Yin | Yang |
|---|---|
| Substanz, weiblich, Mond, Erde, Nacht, dunkel, nass, kalt | Energie, männlich, Sonne, Himmel, Tag, hell, trocken, heiß |
| Untere Körperhälfte, Bauch, Speicherorgane (bsp. Leber), das Körperinnere | Obere Körperhälfte, Rücken, Hohlorgane (bsp. Gallenblase), die Körperoberfläche |
| Yin Organe produzieren Blut, Shen, Jing (Essenz), Körpersäfte | Yang- Organe nehmen Nähstoffe auf und verwerten sie. Sie trennen reines von unreinem und verteilen die Essenzen an die richtigen Stellen |
| Bei einem Yin-Überschuss (Substanz-Überschuss) entsteht oft zu viel Feuchtigkeit. Das hat z.B. Wassereinlagerungen und Schleimsekretionen zur Folge. Ein Yin-Überschuss→ zu viel Substanz kann sich aber auch in Fettleibigkeit, Lipomen, Schwellungen oder Tumoren bemerkbar machen.<br>Langsamer Puls | Bei einem Yang- Überschuss (zu viel Energie) entsteht Hitze, es kann zu fieberhaften Erkrankungen kommen, zu Unruhe und geröteter Haut. Ein Yang-Überschuss→ zu viel Energie, äußert sich häufig in Funktionsstörungen wie Herzstörungen mit zu schnellem Puls, Schilddrüsenüberfunktion, Manien, aber auch exzessives Wachstum (Karzinome).<br>Schneller Puls |
| Bei einem Yin-Mangel kommt es häufig zur körperlichen Schwäche, Schwitzen, innerer Hitze und Fiebererkrankungen.<br>Yin- Schwäche → also ein Mangel an Substanz hat immer fehlende körperliche Stärke zur Folge, die Patienten sind oft sehr schlank und hager. Yin hält bekanntlich das Yang fest, besteht also ein Yin-Mangel steigt das Yang und sorgt für Mangel-Hitze-Symptomen, dies kann mit einem Yang-Überschuss verwechselt werden.<br>Schneller Puls | Bei einem Yang-Mangel kommt es zu Kältegefühlen, Kraftlosigkeit, Müdigkeit.<br>Bei einem Yang-Mangel→ Mangel an Energie kommt es zu Symptomen, die durch das Yin dominiert werden. Oft kommt es zu Funktionsstörungen, wie zu langsamen Puls und Schilddrüsenunterfunktionen. Wenn das Feuer zu schwach ist, um die Substanz zu erwärmen, kommt es oft zu fehlender Motivation, die Patienten sitzen gerne am liebsten auf der Couch und unternehmen nicht viel.<br>Langsamer Puls |

In der Energiearbeit mit Meridianen ist es zunächst von hoher Wichtigkeit, die Symptome grob zu klassifizieren. Das entscheidet im späteren Schritt über die Punktauswahl und Stimulation. Liegt beim Patienten eher eine Erkrankung mit Yang- oder Yin-Charakter vor?

| Yin Symptome | Yang Symptome |
|---|---|
| - Absteigend→ Fußwärts<br>- Kältegefühl<br>- Chronischer Verlauf<br>- Langsamer, schleichender Beginn<br>- Blasse Gesichtsfarbe<br>- Leise Stimme, spricht nicht viel<br>- Viel heller klarer Urin<br>- Blasse Zunge mit weißlichem, feuchtem Belag<br>- Langsamer, schwacher Puls<br>- Rollt sich zusammen<br>- Schmerzen eher in der Nacht<br>- Tiefe diffuse Schmerzen, oft kontinuierlich<br>- Degenerative Erkrankungen<br>- Geringe Schmerzen welche sich unter Druck bessern<br>- Besserung durch Wärme<br>- Eher Durchfälle<br>- Frauen neigen zu Yin- Syndromen | - Aufsteigend→ Kopfwärts<br>- Hitzegefühl<br>- Akutes Krankheitsbild<br>- Plötzlicher Beginn<br>- Rote Gesichtsfarbe<br>- Laute Stimme, Logorrhoe, spricht sehr viel<br>- Dunkler, konzentrierter Urin<br>- Rote Zunge, eher trocken, gelblicher Belag<br>- Schneller starker Puls<br>- Streckt sich aus<br>- Schmerzen eher tagsüber<br>- Oberflächliche Schmerzen, intermittierend<br>- Entzündliche Erkrankungen<br>- Starke Schmerzen, welche sich unter Druck verschlechtern<br>- Besserung durch Kälte<br>- Eher Verstopfung<br>- Männer neigen zu Yang-Syndromen |

## 7. Die fünf Wandlungsphasen

Die Wandlungsphasen sind einer der Grundpfeiler in der chinesischen Medizin und Philosophie. Das System der Diagnostik und Pathophysiologie sind durch den Ablauf der Wandlungsphasen und ihre Beziehungen zueinander gekennzeichnet. Die Wandlungsphasen entsprechen den großen Naturelementen Holz, Feuer, Erde, Metall und Wasser.

Wandlungsphasen 5 Elemente

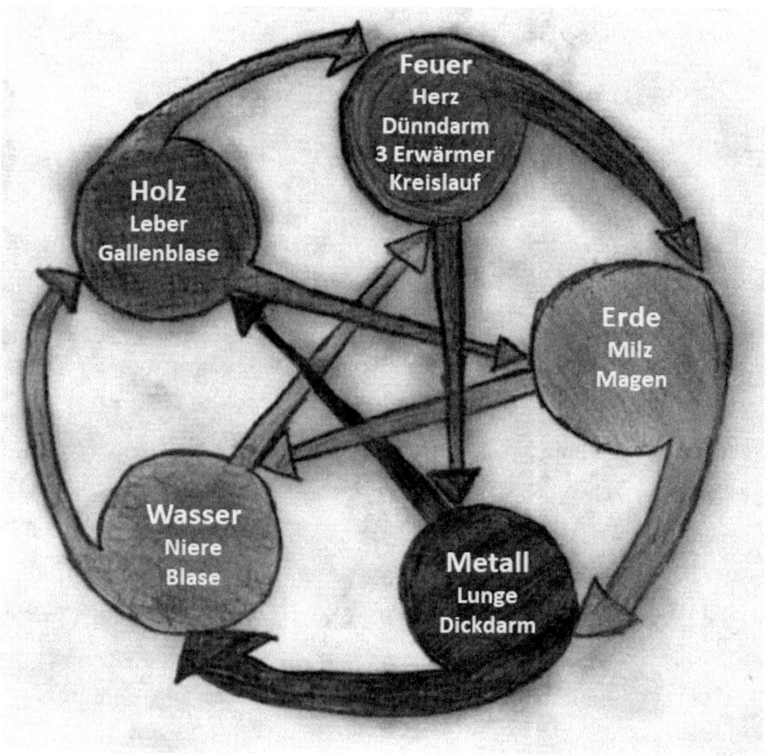


Der Fütterungs- und der Kontrollzyklus, welche hier dargestellt sind erklärt sich wie folgt:

- Feuer → verbrennt zu Asche, das bildet die Grundlage für Erde
- Feuer → kontrolliert Metall, Feuer vermag Metall zu schmelzen
- Erde → aus der Erde geht Metall hervor, Erde füttert also Metall
- Erde → kontrolliert Wasser, Erde ist in der Lage Wasser zu verdrängen
- Metall → füttert Wasser, Metall trägt Tau

- Metall → kontrolliert Holz, eine Axt vermag Bäume zu fällen
- Wasser → füttert Holz, ein Baum kann ohne Wasser nicht wachsen
- Wasser → kontrolliert Feuer, Wasser vermag ein Feuer zu löschen
- Holz → füttert das Feuer, Holz bringt ein Feuer zum Brennen
- Holz → kontrolliert Erde, die Erde wird durch Baumwurzeln verdrängt

Die Elemente verhalten sich im Fütterungszyklus wie eine Mutter zu ihrem Sohn, weswegen auch der Begriff Mutter-Sohn-Zyklus weit verbreitet ist. Das „Geber"-Element verhält sich daher wie die Mutter zu ihrem Sohn, wird die Mutter zu schwach kann sie den Sohn nicht richtig ernähren und umgekehrt, ist der Sohn zu schwach zieht er zu viel von der Mutter und schwächt diese. Jede Phase ist in diesem Zyklus die Ernährerin (Mutter) und zeitgleich auch Ernährter (Sohn).
Bezogen auf die Organe des Körpers kann dies zum Beispiel bedeuten, dass eine Erkrankung ihre Ursache gar nicht im eigenen Element hat.
Eine allergische Rhinitis (Schnupfen) beispielsweise wird dem Funktionskreis Lunge/Dickdarm zugeordnet. Ist nun die Erde (Milz/Magen) in einer schlechten Verfassung, kann es passieren, dass die Erde nicht in der Lage ist, das Metall (Lunge/Dickdarm) ausreichend zu ernähren, daher kommt es im Metallelement zu einer Schwäche und verursacht die Allergie. Therapiert man nun ausschließlich Lunge/Dickdarm, ist das eine symptomatische und weniger ursachenbezogene Therapie. Die ursächliche Therapie bestünde in einer Stärkung des Milz- und Magen-Qi.
Dieses Phänomen kennen selbst Mediziner aus der westlichen Medizin. Wird die Ernährung bei Allergieerkrankten optimiert und umgestellt, so sind die allergischen Symptome in aller Regel weniger stark ausgeprägt.

Ebenso kann es sein, dass ein Element dem anderen zu viel Qi abzieht. Bleiben wir beim Funktionskreis Lunge/Dickdarm. Am Beispiel der COPD (chronische Lungenerkrankung) lässt sich gut darstellen, wie stark die Erde geschwächt werden kann. Die COPD verbraucht derart viel Energie, dass viele Patienten oft unter massivem Untergewicht leiden. Metall zieht also von der Erde zu viel Energie ab, sodass die Erde nicht mehr in der Lage ist, den Körper ordentlich zu nähren.

Den Wandlungsphasen sind jeweils unterschiedlich Merkmale zugeordnet. Hier eine kleine Übersicht:

| | **Feuer** | **Erde** | **Metall** | **Wasser** | **Holz** |
|---|---|---|---|---|---|
| **Jahreszeit** | Sommer | Spätsommer | Herbst | Winter | Frühling |
| **Organe** | Herz/Dünndarm | Milz/Magen | Lunge/Dick-darm | Niere/Blase | Leber/Gallen-blase |
| **Emotionen** | Lachen, Freude, Lust | Sympathie, Sorge, Grübeln | Melancholie, Trauer, Kummer | Angst, Willenskraft, Schock | Ärger, Wut, Zorn |
| **Sinnesor-gan in dem sich der Zustand der Organe spiegelt** | Zunge, Sprechen | Mund, Geschmack | Nase, Geruch | Ohr, Gehör | Auge, sehen |
| **Gewebe das dem Element zugeordnet wird** | Gefäße, Blut | Fett, Muskeln, Bindege-webe | Haut, Körperbe-haarung | Kopfhaar, Knochen, Nervensystem | Muskeln, Sehnen |
| **Geschmack** | bitter | süß | scharf | salzig | sauer |

| **Funktion** | Reguliert den freien Fluss von Blut durch die Gefäße. Sitz von Shen, dem Geist /Bewusstsein. Gedächtnisfunktion Schlafen Optimismus / Pessimismus Sprechen – das Herz auf der Zunge tragen | Transport u. Verdauung von Nahrung und seelisch-geistigem. Trennung von wichti-gem und unwichtigem. Ernährt und reinigt das Blut. Abdicht ung der Blut-Blutgefäße. Körperform | Kontrolliert die Atmung<br>Reguliert das Qi<br>Kontrolliert die Haut und die Körperabwehr (Immunsystem)<br>Reguliert den Wasserhaushalt | Speicher der Lebensessenz Jing<br>Bewahrung der Lebensenergie<br>Reguliert Wachstum und Entwicklung<br>Sexualität<br>Urinausscheidung | Speichert Blut<br>Kontrolliert den freien Fluss von Qi.<br>Harmonisiert die Emotionen |
|---|---|---|---|---|---|

Sollten Sie zum Beispiel unter Beschwerden des Bindegewebes leiden, so empfiehlt es sich die Erde zu stärken, also Punkte des Milz- und Magenmeridians zu behandeln. Sie können die These einer schwachen Erde auch damit stützen, dass Patienten mit schwachem Bindegewebe häufig eine Schwäche für süßes Essen haben und zum Grübeln neigen. So können Sie diese Tabelle dazu nutzen, Ihre Beschwerden grob einzuteilen.

Ein anderes Beispiel: Sie neigen zu Wutausbrüchen, Muskelverspannungen und rasenden Kopfschmerzen mit Druck in den Augen durch womöglich zu hohen Blutdruck? Dann behandeln Sie Punkte auf dem Leber- und Gallenblasenmeridian.

## 8. Zang-Fu-Theorie

Die Zang-Fu Lehre spielt im chinesischen Medizinmodell eine zentrale Rolle. In der westlichen Medizin werden Organe isoliert voneinander betrachtet, wenn die Gallenblase ein Problem hat, ist das primär die Gallenblase, nicht aber die Leber. Ist die Haut erkrankt, so ist in erster Linie die Haut erkrankt, nicht etwa die Lunge oder der Dickdarm.

Zwar kommt die westliche Schulmedizin oft auch auf Zusammenhänge, z.B. dass Nahrungsmittelunverträglichkeiten, welche den Dickdarm betreffen, sich auch in Hautauschlägen präsentieren können. Sie geht allerdings nicht schon im Vorfeld von einem fest strukturieren System aus.
Die Zang-Fu Lehre beschreibt im Grunde eine Landschaft bzw. ein Muster von funktionellen Zusammenhängen. In diesem Muster sind sämtliche Organe, Sinnesorgane, Gewebestrukturen, Umwelteinflüsse, Emotionen und viele weitere Faktoren dargestellt. Diese stehen in unmittelbarer Verbindung zueinander, man bezeichnet sie auch als Funktionskreise. Erkrankungen und Störungen werden in dieses System eingeordnet und in Beziehung zu den einzelnen Merkmalen gesetzt.

## 9. Diagnostik: Ba gang, Zungendiagnose

Ba gang: Die acht Kriterien der Diagnostik

Die Diagnostik in der Chinesischen Medizin unterwirft sich den acht diagnostischen Leitkriterien. Um Krankheiten benennen zu können, ist es wichtig, die pathologischen Ursachen korrekt zu identifizieren. Das ist maßgeblich zur korrekten Diagnostik und in Konsequenz auch für die Therapie. Diese soll möglichst genau auf das Ungleichgewicht abgestimmt sein.
Es gibt ein chinesisches Zitat hierzu, welches besagt:

*„Von einem Stamm geht es zu zehntausend Unterschieden, und von zehntausend Unterschieden geht es wieder zurück zu einem Stamm"*

=

*„Dao gebärt Eins, Eins gebärt Zwei, Zwei gebärt Drei, Drei gebärt Alles."*

- Unbekannt –

Alles auf unserer Welt wird vom Qi bestimmt, alles ist Yin und alles ist Yang. Um zu gesunden, müssen Yin und Yang wieder in Harmonie zueinanderstehen. „Ba Gang" ist eine Art Leitfaden, um zu bestimmen, mit welcher Art Erkrankung wir es zu tun haben.

*Leitprinzip: Ying und Yang*

*Wo: „Biao und Li" - oberflächlich und innerlich*

*Wie: „Han und Re" - kalt und heiß*

*Wie: „Xu und Shi" - leer und voll*

Vor langer Zeit, als man noch nicht wusste, dass es Mikroorganismen z.B. in der Form von Bakterien und Viren gibt, suchte man nach einer Klassifikation von Krankheitsursachen. Hier wurden vor allem Ursachen wie innere Verletzungen (innen) und Infektionen (außen) zusammengefasst.

Erkrankungen haben Leitkriterien:

- Yin und Yang
- Innen und Außen
- Kalt und Warm
- Innerlich und Oberflächlich

Krankheitszustände sind nicht mehr als diese acht Leitkriterien, also ist die Diagnostik auch nicht mehr als diese Zuordnung.
Wärme und Kälte entsprechen dem durstig-sein oder nicht-durstig-sein. Das Wasser wurde verbraucht, oder ist noch vorhanden. Ein Patient mag warmes oder kaltes Essen und Trinken. Es besteht Unruhe oder Ohnmacht. Der Puls ist langsam (Kälte) oder schnell (Hitze). Der Urin ist hell und reichlich (Kälte) oder wenig und konzentriert (Hitze).

| **Kälte** | **Hitze** |
|---|---|
| - Vorliebe für warmes Essen<br>- Hände und Füße sind kalt<br>- Urin ist klar, hell und reichlich<br>- Kein Bedürfnis nach Trinken<br>- Er fühlt sich ruhig und lustlos | - Vorliebe für kaltes Essen<br>- Hitzegefühle<br>- Urin ist konzentriert und wenig<br>- Es besteht Durst<br>- Innerliche Unruhe, Gefühl des „getrieben seins" |

Leere und Fülle entsprechen dem Schwitzen oder nicht-Schwitzen. Brust, Bauch und/oder Extremitäten sind geschwollen (Fülle) oder nicht (Leere). Bei Schmerzen empfindet der Patient Druck als angenehm (Leere), oder ein Druck auf die schmerzende Stelle verschlimmert es (Fülle). Die Krankheit besteht erst seit Kurzem (Fülle) oder entwickelt sich schleichend seit längerer Zeit (Leere). Das Erscheinungsbild des Patienten ist stark/kräftig (Fülle) oder eher schwach und gebrechlich (Leere). Der Puls ist kräftig (Fülle) oder eher schwach und schlecht tastbar (Leere).

| **Leere** | **Fülle** |
|---|---|
| - Viel Schwitzen, oft auch Nachtschweiß | - Kein Schwitzen |
| - Keine Schwellung | - Zunehmende Schwellung |
| - Schmerzen bessern sich bei Druck | - Bei Schmerzen ist Druck unangenehm |
| - Chronische Krankheit | - Akute Krankheit |
| - Schwache Konstitution | - Starke Konstitution |
| - Puls ist schwach und leer | - Voller, kräftiger Puls |

Oberflächlich und innerlich der Krankheit liegt im Fieber oder im feuchten-Fieber. Verabscheut wird Wärme oder Kälte. Es besteht ein Zungenbelag oder nicht, die Nase ist verstopft oder der Mund trocken. Der Puls ist oberflächlich oder tiefliegend.

| **Krankheit sitzt tief** | **Krankheit sitzt an der Oberfläche** |
|---|---|
| - Hohes Fieber mit starkem Schwitzen | - Fieber |
| - Bauchschmerzen | - Kopfschmerzen |
| - Verabscheut Wärme | - Verabscheut Kälte |
| - Trockener Mund | - Verstopfte Nase |
| - Zungenbelag ist gelblich und dunkel | - Zunge ist weitgehend ohne Belag |
| - Tiefer Puls | - Puls ist oberflächlich tastbar |
| - Ungünstige Prognose | - Gute Prognose |

Der Zustand von Yin und Yang wird folglich aus den oberen sechs Faktoren ermittelt. Wärme ist Yang, Kälte ist Yin. Überaktivität ist Yang, Unterfunktion ist Yin. Innen ist Yin, außen ist Yang. Kälte im Inneren ist Yin im Yin, Wärme an der Oberfläche ist Yang im Yang. Leer ist Yin, Voll ist Yang.

Darüber hinaus ist es zu unterscheiden, ob es sich um ein echtes Yin oder Yang handelt. Dies kann laviert werden, da bei einem Mangel die andere Kraft nicht gehalten werden kann und steigt.

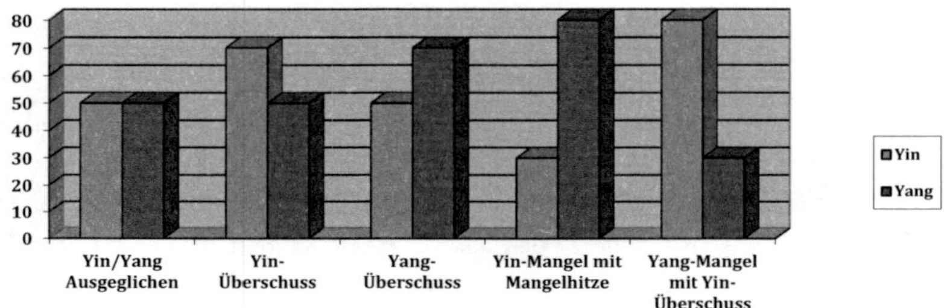


Yin und Yang sind Polaritäten, die sich gegenseitig begründen, aber auch gegenseitig begrenzen. Vorstellen kann man sich zwei Magnete, die versuchen, sich gegenseitig im Gleichgewicht zu halten. Es gibt immer einmal minimalste Abweichungen nach oben und unten, aber im Gesamten halten sie sich die Waage. In diesem Kontext bedeutet es, dass sich der Mensch in einem Zustand der Gesundheit befindet. Wird er nun krank, so kann es passieren, dass Yin oder Yang überhandnehmen. Hier spricht man von einem echten Yin oder echten Yang. Die Krankheit entspricht Yin-Qualitäten oder Yang-Qualitäten. Ist es nun so, dass sich eine Schwäche im Yin entwickelt, so wird das Yang zu mächtig und steigt auf, das ist logisch, wenn man bedenkt, dass Wasser – Feuer begrenzt. Fehlt nun ein großer Teil des Wassers, so nimmt das Feuer überhand und lodert. Das nennt der TCM-Therapeut dann Yin-Mangel mit Mangelhitze.

Hier unterscheidet sich die Therapie maßgeblich vom einfachen Yang-Überschuss, beim Yang-Überschuss wird die Hitze beseitigt und das Yang so gedämpft. Beim Yin-Mangel mit Mangel-Hitze ist es wichtiger das Yin zu stärken, um einer Mangel-Hitze entgegen zu wirken.

Gleiches passiert, wenn das Yang beginnt zu schwinden, wird ein Feuer klein und der Regen zu mächtig, so löscht das Wasser zu viel vom Feuer, es fehlt die Wärme und Aktivität, welche wichtig für jegliche Lebensprozesse ist. Das Yang wird weniger und gibt dem Yin die Möglichkeit übermächtig zu werden. Hier ist es nun auch wichtiger, das Yang zu wärmen und zu stärken (gerne mit Moxibustion), als wie beim einfachen Yin-Überschuss das Yin zu senken.

Das sind wichtige therapeutische Prinzipien, welche maßgeblich für den Therapieerfolg sind. In der Differenzierung der Yin-Yang Zustände helfen „Ba-Gang", die Leitkriterien. Oft handelt es sich auch um gemischte Symptomkomplexe, weswegen es wichtig ist, Prioritäten in der Therapie zu setzen, möglich ist beispielsweise, dass das Yin der Niere schwach ist, das Yang der Leber zu stark und das wiederrum bringt einen anderen Funktionskreis durcheinander. Im Zweifel sollte die Diagnose zwischendurch immer wieder reevaluiert werden, um sie an die Therapiemaßnahmen anzupassen.

## Die Zungendiagnose

Die Beobachtung der Zunge stellt in der Chinesischen Medizin eine wichtige Maßnahme dar, sie ist Wegweiser und Verlaufsparameter zugleich. Dabei gibt sie wichtige Hinweise auf Ungleichgewichtszustände im Körper und ist zudem recht einfach zu erlernen. Die Zunge steht in direkter Verbindung zu den inneren Organen und gibt Aufschluss über den Zustand der Gewebe im Körperinneren.

### *Vorgehen*

Die Zunge sollte etwa 20 Sekunden herausgestreckt und bei hellem Tageslicht in guter Position betrachtet werden. Einflussfaktoren, welche den Befund verfälschen, sollten identifiziert werden (Rauchen, Kaffeetrinker, Nahrungsaufnahme, Zungenschaben während der Zahnpflege und Medikamente).

Die Zungenform verändert sich langsam. Sie bleibt oder entsteht über Monate und Jahre:

- **Geschwollene Zunge:** zu viel Feuchtigkeit
- **Dünne, kleine Zunge:** Mangel an Qi und Blut - findet sich häufig bei psychosomatischen Patienten

- **Zunge mit Zahneindrücken:** entspricht einer Leere, häufig bei einer Schwäche der Milz.
- **Rissige Zunge:** Ist die Zunge rissig und rot, so zeigt dies eine starke Hitze an, welche das Yin schädigt. Ist die Zunge dabei blass und weißlich, ist dies oft ein konstitutioneller Mangel an Yin.

Die Farbe der Zunge entsteht über Tage, Wochen und Monate:
- **Weißlich blass:** Zeigt Leere/Schwäche an, hier ist es wichtig den Organismus zu wärmen und Qi –Mangel zu beheben, zum Beispiel mit Moxibustion und Kraftsuppen.
- **Rot:** Rot steht für eine Hitzeproblematik, ist zu viel Hitze in den Körper eingedrungen, so müssen die Akupunkturpunkte ableitend akupressiert werden (beispielsweise die Punkte- Dickdarm 4, Dickdarm 11, Leber 2, Magen 44).

Der Belag verändert sich sehr schnell, oft über Stunden und Tage:
- **Weißer Belag:** Ein weißer Belag kommt häufig bei akuten Kälte Krankheiten vor wie der klassischen Erkältung. Ist der Belag puderzuckerartig so ist es möglich das Sommerhitze und Nässe eingedrungen sind.
- **Gelber Belag:** Die gelbe Farbe steht für eine Hitzeentwicklung im Körperinneren. Je dunkler die Farbe wird, desto ausgeprägter ist die Hitze. Oft sammelt sich dazu noch Nässe an. Es sollte eine reinigende Diät eingehalten werden (Gemüsesuppen, Getreidecongees, Brennnessel, frischer Ingwer, Löwenzahn, Gerstengrassaft).
- **Grauer Belag:** Der graue Belag kann Zeichen von Hitze oder auch kalter Nässe sein. In jedem Fall ist eine Diät zugunsten des Milz Qi indiziert.
- **Feuchter Belag:** Ein feuchter Belag zeigt, dass die Körperflüssigkeiten noch nicht geschädigt wurden. Ist der Belag allerdings zu feucht, so deutet dies auf eine Nässeansammlung im Körper hin. Vermieden werden sollte Weißmehl, Milchprodukte, Südfrüchte und Zucker. Stattdessen Knäckebrot, reichlich Wasser trinken, Reis ohne Beilagen und etwas grüner Salat.
- **Trockener Belag:** Der trockene Zungenbelag deutet darauf hin, dass die Körpersäfte aufgebraucht, bzw. geschädigt worden sind.

Das passiert häufig durch Hitze-erkrankungen und bei Yin- Mangel. Es sollte ausreichend warm getrunken werden, hier bieten sich Kraftsuppen und Getreidecongees an.

Eine normale, gesunde Zunge sieht wie folgt aus:

- Sie ist rosafarben, weich und leicht beweglich. Der Belag ist leicht weißlich angedeutet. Ein Patient mit solch einer Zunge ist meistens nur leicht erkrankt. Die Erkrankung ist noch nicht sehr tief eingedrungen, sondern hält sich an der Oberfläche auf.

Häufige Zungenbilder

**Die helle, weißliche Zunge**

- Ist die Zungenfarbe nicht rosa sondern heller und weißlich, so entspricht dies meist einem Leere-/Schwächezustand. In diesem Falle ist den Patienten häufig kalt. Es besteht ein Yang-Qi Mangel. Der Patient muss gewärmt und das Yang aktiviert werden, eine gute Maßnahme wäre hier die Moxibustion von Ren mai 6, Du mai 4 und Magen 36. Kalte Lebensmittel wie Milchprodukte, Tiefkühlkost, Rohkost und Eis sollten vermieden werden. Stattdessen sollte Warmes gegessen werden, besonders geeignet sind Kürbis, Fenchel, Lauch, Knoblauch, pikante Gewürze oder etwas Fleisch.

**Die rote Zunge**

- Ist die Zunge röter als gewöhnlich, so besteht ein Hitze- Fülle Zustand. In diesem Fall muss Hitze abgeleitet (sediert) werden, um Linderung zu verschaffen. Dies gelingt zum Beispiel mit den Punkten Leber 2, Dickdarm 4 und Dickdarm 11. So eine Hitze kann aber auch eine Mangel-Hitze bei Yin- Mangel bedeuten. In diesem Fall muss das Yin des Patienten gestärkt werden, zum Beispiel mit dem Punkt Milz 6. Gemieden werden sollten heiße Lebensmittel wie Kaffee, Alkohol, gegrilltes Fleisch oder Scharfe Gewürze. Stattdessen sollten kühlende Lebensmittel wie Milchprodukte, Gemüse und Obst verzehrt werden.

**Die geschwollene Zunge**

- Geschwollenes Gewebe wird meist mit Feuchtigkeit assoziiert. Ist die Zunge geschwollen, mit weißlicher Farbe und Zahneindrücken an den Seiten, so weist dies auf eine Leere in Magen und Milz hin. Der Milz-Qi Mangel ist ein sehr häufig vorkommendes Syndrom. Es wird ausgelöst durch: Stress, zu üppiges und zu kaltes Essen, Obst, zu viel Milchprodukte, Süßigkeiten, zu viel Weißmehlprodukte und mentales Grübeln. Gekennzeichnet ist der Milz-Qi Mangel durch Verdauungsbeschwerden mit breiigem Stuhlgang, Müdigkeit, Melancholie und Lethargie. Die Behandlung besteht in der Tonisierung der Milz mit vorwiegend warmem Essen wie Tees, Suppen, Getreidebreis und gekochtem Reis mit Gemüse. Wichtig ist auch die Stressreduktion im Alltag. Geeignete Punkte sind Magen 36, Milz 6 und die Moxibustion von Ren mai 12 und Ren mai 8.

Ist die geschwollene Zunge gleichzeitig gerötet, so weist es auf reichlich Hitze im Körperinneren hin. Diese sollte in diesem Fall unbedingt gekühlt werden – zum Beispiel mit Pfefferminze, Grüntee oder Gerstengrassaft.

**Die gerötete Zungenspitze**

- Eine gerötete Zungenspitze deutet Hitze im Herzen an. Dies fällt auf durch schnellen Puls, aufgeregten Geist, Schlaflosigkeit, Konzentrationsschwäche und gerötetem Gesicht. Da Hitze eine aufsteigende Energie ist, kann die Ursache der Hitze auch in anderen Organen, wie der Leber oder den Nieren, liegen. Wichtig ist hier die Behandlung durch Akupressur der Punkte Herz 5, Herz 7, Kreislauf 6, Ren mai 17 und Magen 36 mit kühlenden Ölen (Minze, Tigerbalsam). Kühlende Kräuter wie Pfefferminze, Weizengras, Gerstengras oder Grüntee können Linderung verschaffen.

Ist der Belag nur zonenweise ausgeprägt, so kann dies auf Dysbalancen in den jeweilig zugeordneten Organen hinweisen. Nehmen Sie das Zungenbild unten zur Hilfe und beginnen Sie mit der Diagnostik.

Landkarte der Zungendiagnose

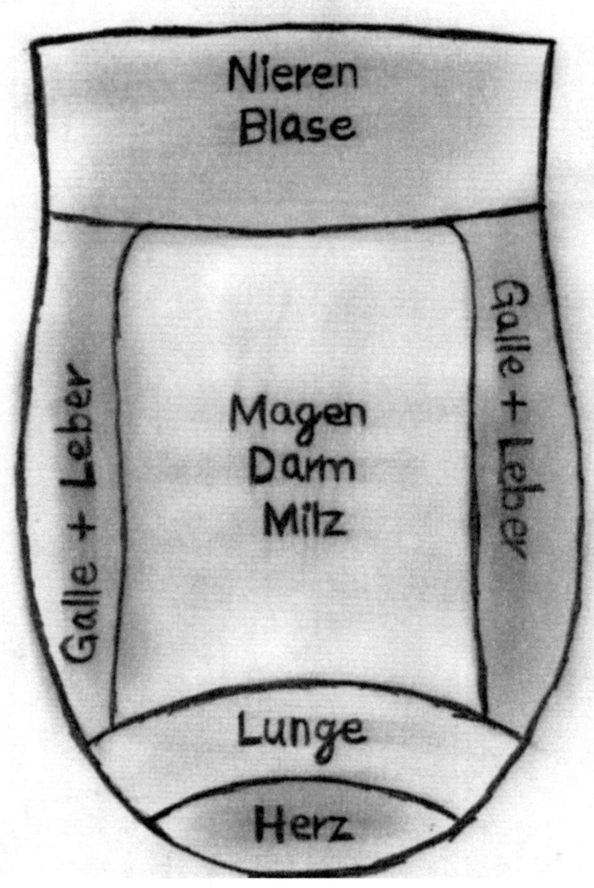

## 10. Maßeinheit CUN

Da jeder Mensch anders gebaut und geformt ist, geht die chinesische Medizin nicht von einer pauschalen Maßeinheit wie Zentimeter aus. Das Maß wird individuell anhand der Finger bzw. Daumenbreite des Patienten berechnet. Somit können Akupunkturpunkte im Allgemeinen recht gut und genau lokalisiert werden.
Zusätzlich gibt es noch die Maßeinheit Fen, diese ist je 1/10 eines CUN, also ist 1 CUN = 10 Fen.

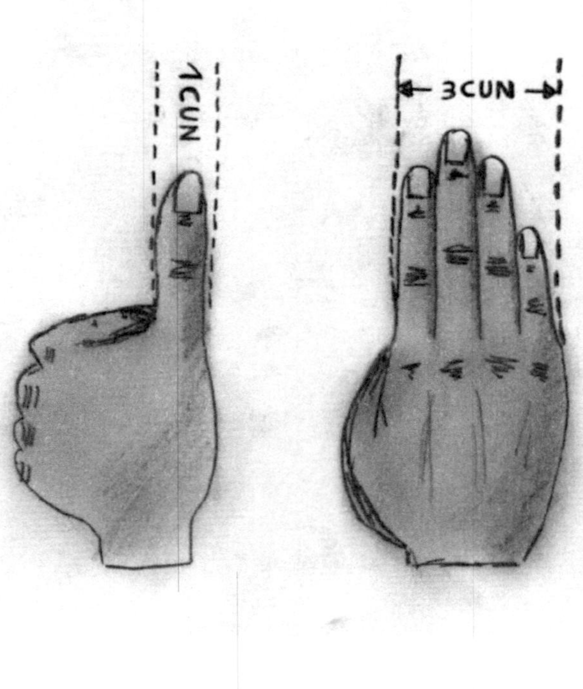

## 11. Akupressur: Therapeutische Haltung, Techniken und Hilfsmittel

Die Haltung des Therapeuten

In dem Moment, in dem Sie sich dazu entschließen einen Menschen zu akupressieren, werden Sie unweigerlich zu seinem Therapeuten. Ganz gleich ob es sich um einen Angehörigen, einen Freund oder tatsächlich um Ihren Patienten handelt (falls Sie im medizinischen Bereich arbeiten). Bei der Körperarbeit mit Akupressur kommen Sie dem Patienten sehr nahe, Sie verlassen die persönliche Distanzzone und treten in die intime Distanzzone des anderen Menschen ein.

Es gibt allgemein angenommene Distanzzonen in der Psychologie, also der Distanz, die ein Mensch zulassen, oder nicht zulassen möchte. Die intime Distanz beträgt etwa 45cm zum Körper hin. Im energetischen Kontext treten Sie in das Energiefeld des Mitmenschen ein. Somit ist es wichtig, wie es um Sie bestellt ist. Geht es Ihnen gut? Haben Sie gut geschlafen und fühlen sich wach und fokussiert? Nehmen Sie sieben tiefe Atemzüge und halten Sie sich kurz vor Augen, was Sie nun vorhaben. Entspannen Sie sich und nehmen Sie während der Akupressurmassage eine bequeme Haltung ein. Sprechen Sie mit dem Patienten, was er sich von der Behandlung erhofft, wie er seine Erkrankung wahrnimmt und bieten Sie ihm die Möglichkeit, eine bequeme Position einzunehmen.

Versuchen Sie, sich während der Behandlung zu fokussieren. Fokussieren Sie sich auf Ihr Behandlungsziel. Was möchten Sie mit der Akupressur genau erreichen? Es ist von großer Wichtigkeit, dass der Therapeut in seine Therapiemethode und die Genesung des Patienten vertraut. Kranke Menschen haben nicht selten selbst das Vertrauen in ihr Potenzial zur Selbstheilung verloren. Wie soll ein Therapeut helfen können, der selbst nicht in eine Genesung vertraut? Das ist sehr schwer möglich. Vertrauen Sie auf ihre Fähigkeiten zu heilen und bemühen Sie sich während der Akupressur selbst zu erspüren, wie fest gedrückt werden sollte. Die Einteilung von Sedierung und Tonisierung sollte beachtet werden, muss aber nicht immer eingehalten werden. Manchmal spürt man während einer Behandlung, dass es etwas mehr oder weniger Druck bedarf. Hören Sie auf Ihre innere Stimme und orientieren Sie sich am Gefühl des Patienten.

Vor der Massage ist es außerdem wichtig, dass Sie Ihr eigenes Qi auf Ihr Arbeitswerkzeug lenken, die Hände:

- Reiben Sie die Handflächen kräftig aneinander ohne dabei Schultern oder Unterarme zu verkrampfen.
- Massieren Sie anschließend nacheinander die Handinnenflächen mit den Daumen.
- Streichen Sie jeden Finger einige Male kräftig aus.
- Konzentrieren Sie sich während der ganzen Übung ausschließlich auf Ihre Hände und atmen Sie ruhig.
- Halten Sie ihre Hände anschließend vor sich, auf Herzhöhe und spüren Sie was Sie fühlen.
- Nun geht es los mit der Behandlung!

Massage – Grifftechniken

**Drücken - AN**

Das senkrechte Drücken in die tieferen Gewebeschichten fördert die Durchblutung. Nach etwa 40 Sekunden wird das vegetative Nervensystem erreicht und die Wirkung des Punktes setzt ein. Drückt man fest, lange und tief, so hat das allgemein eine beruhigende Wirkung auf den Patienten.

Sollte der Patient unter Schmerzen leiden, so ist es wichtig, sich mit der Intensität langsam an den richtigen Druck „heranzutasten“. Seien Sie einfühlsam und bauen Sie eine Verbindung zum Patienten auf.

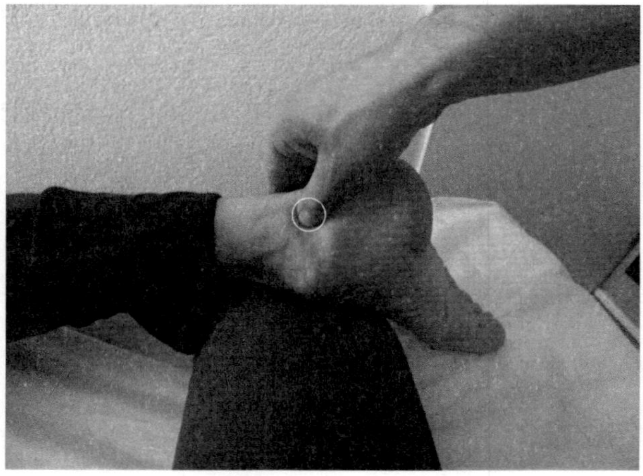

**Kneten mit beiden Daumen**

Diese Technik kann praktisch bei allen Beschwerdebildern zum Einsatz kommen. Sie ist entlastend für den Therapeuten, da dieser die Hände bequem ablegen und gleichzeitig den Druck und die Bewegung der Daumen gut dosieren kann.

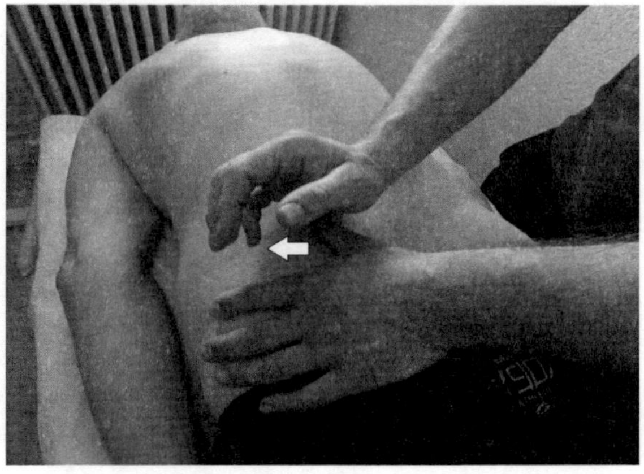

**Kreisen - ROU**

Die kreisende Bewegung löst Qi-Blockaden und kann daher bei allen Arten von Stagnationen zum Einsatz kommen. Legen Sie den Finger an und achten Sie darauf, dass die kreisende Bewegung aus dem Handgelenk kommt. Gekreist werden kann auch mit dem Handballen oder dem Ellenbogen.

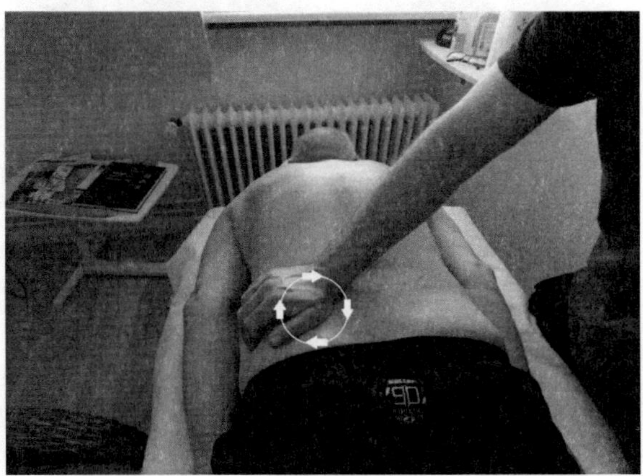

**Reiben - CA**

Das Reiben entlang des Meridians wirkt entspannend, fördert die Durchblutung, die „Aufmerksamkeit" des Nervensystems wird angeregt und Schmerzen reduziert.

Fokussieren Sie sich auf den Meridian und führen Sie gezielte, langsame, ruhige und kräftige Bewegungen aus.

Wenn ein Bereich gewärmt werden soll, so wird diese Technik schnell, in einer hohen Frequenz ausgeführt. Hierbei ist darauf zu achten ggf. ein Tuch über den Patienten zu legen, da es bei intensiver Ausführung zu Hautreizungen kommen kann.

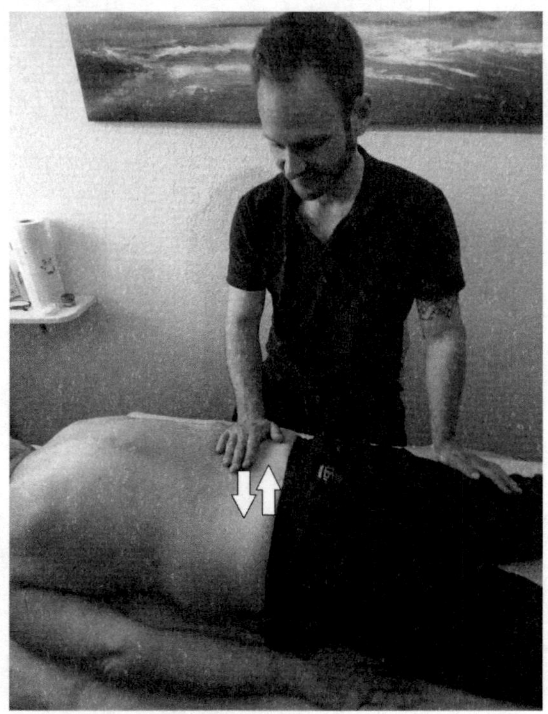

**Entlang des Meridians schieben – TUI**

Hierbei wird entweder mit dem Daumen, den Fingern, der ganzen Hand, des Unterarms oder des Ellenbogens entlang des Meridians geschoben. Diese Technik stimuliert die Qi und Blutzirkulation, löst Blockaden und entspannt die Muskulatur.

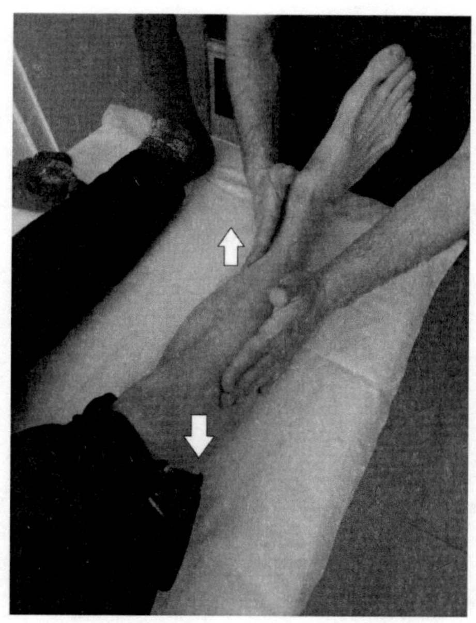

**Greifen/ Ziehen - NA**

Bei dieser Technik wird die Haut vorsichtig mit einer oder zwei Händen vom Körper weggezogen. Dies löst Schmerzen und Verklebungen zwischen der Muskulatur und der Haut. Dabei wirkt der Griff sehr angenehm und entspannend Wird der gesamte Muskel gezogen, so lösen sich hier die Verklebungen und die Qi- und Blutzirkulation wird angeregt. Der sogenannte ‚Kaninchengriff' des Nackens wirkt besonders beruhigend.

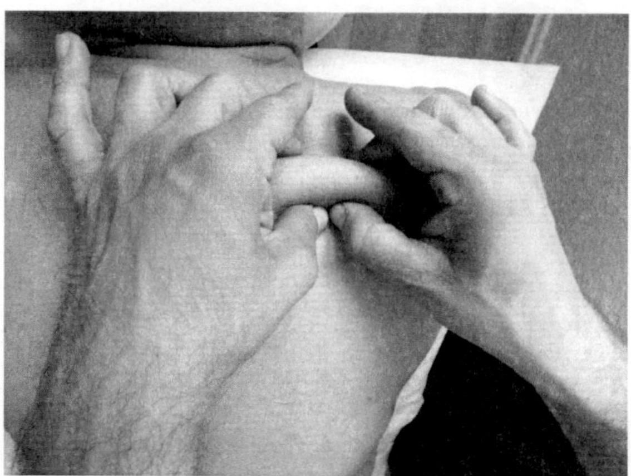

**Picken**

Bei dieser Technik wird bei lockerem Handgelenk mit drei bis fünf Fingern auf den Punkt ‚gepickt' Es kann auch entlang eines Meridians gepickt werden. Da diese Technik anregend wirkt, empfiehlt sie sich besonders am Ende einer Behandlung. Die Frequenz sollte 60-100 pro Minute betragen.

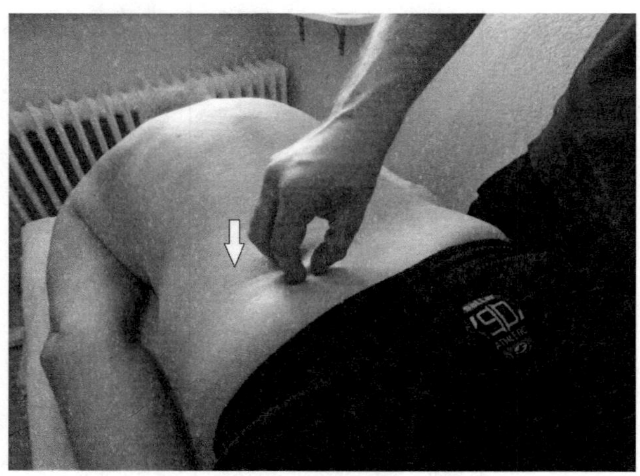

**Haltende Berührung**

Hierbei wird der Punkt eine Weile mit mittlerem Druck gehalten. Diese Art der Berührung baut Vertrauen zwischen Patient und Therapeut auf und fördert das Vertrauen des Patienten in seine Genesung. Es handelt sich um eine tonisierende, anregende Art der Akupressur. Während des ‚Haltens' kann der Patient sehr sanft ein wenig rhythmisch ‚gerüttelt' werden.

*Generell gilt: Punkte auf der Muskulatur können fester massiert werden, Punkte die über Knochen liegen eher sanft!*

## Hilfsmittel zur Akupressur

### Die Fingerspitzen

Sie sind das einfachste Werkzeug um schnell und wirksam mit dieser Technik zu beginnen, sollten Sie Ihren Mitmenschen etwas Gutes tun wollen, zum Beispiel im Sinne einer SHU-Punkt Massage, so können auch die Fäuste, die Handballen oder die äußeren Fingergelenke mitbenutzt werden.

### Der Akupressurstift, -stab

Dieses professionelle Werkzeug können Sie Im Fachhandel oder im Internet erwerben. Der Stab hat in der Regel zwei Enden, ein dickeres und ein feineres. Mit der feinen Spitze kann eine sehr präzise Akupressur gemacht werden. Diese Art ähnelt der Akupunktur wohl am meisten. Mit dem dickeren Ende können hervorragende Punktmassagen gemacht und breite Areale angeregt werden. Es kann somit sehr gut in die Massage integriert werden und erzeugt dabei einen breiten angenehmen Druck. Ich rate grundsätzlich zum Kauf eines solchen Stabes, da die Anschaffungskosten in der Regel sehr überschaubar sind (10-25 Euro) und leichter höhere Drücke erzeugt werden können als mit den Fingern. Es gibt Ausführungen in Holz, Glas, Plastik, Stein und sogar Bergkristall.
Alternativ kann auch die Rückseite eines Bleistiftes benutzt werden, um einen stärkeren Druck zu erzeugen, wegen der Bruchgefahr und dem daraus entstehenden Verletzungsrisiko ist das aber keine echte Lösung.

### Die Akupressurmatte

Die Akupressurmatte ist ein wirklich gutes und intensives Hilfsmittel zur Selbstbehandlung. In einigen Teilen Russlands gehört sie zum festen Bestandteil der täglichen Gesunderhaltung. Mit ihr lassen sich sämtliche Bereiche des Rückens, des Brustkorbes, der Oberschenkel und Fußsohlen erreichen. Denken Sie bei den Fußsohlen an die Fußreflexzonen, welche durch die Akupressur günstig beeinflusst werden. Mit der Behandlung der Füße können Organe, Immunabwehr und Hormonhaushalt sehr gut beeinflusst und reguliert werden. Die Akupressur der Reflexzonen kann manuell oder mit Akupressurmatte durchgeführt werden. Die Akupressurmatte erhalten Sie im Fachhandel oder im Internet.

Bei der Anschaffung gilt es zu beachten, dass die Matte aus stabilem Material besteht (Sie wollen ja schließlich eine Matte zur Akupressur und keine Isomatte, oder Massagematte kaufen).

<u>**Fußreflexzonen**</u>

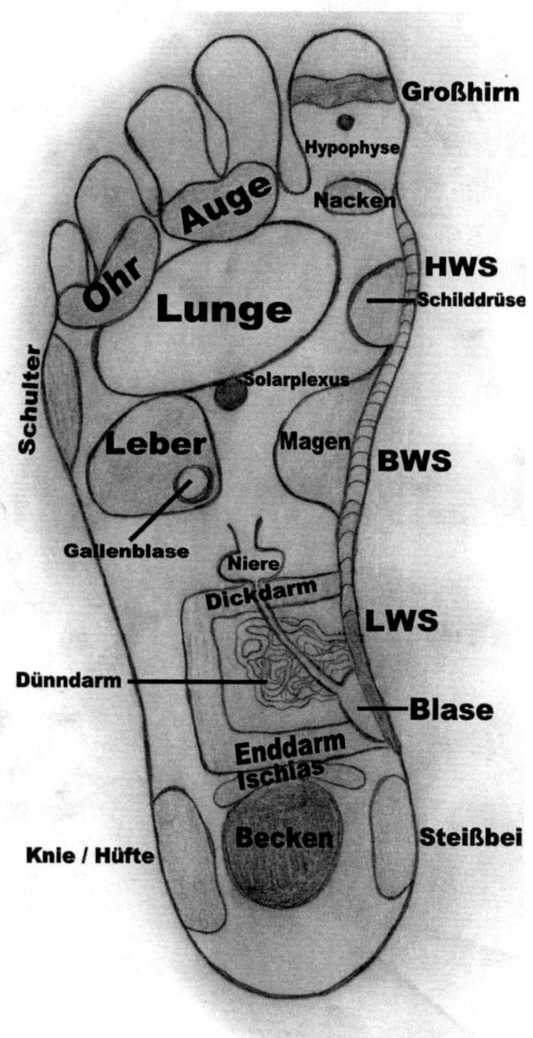


Rechte Fußsohle

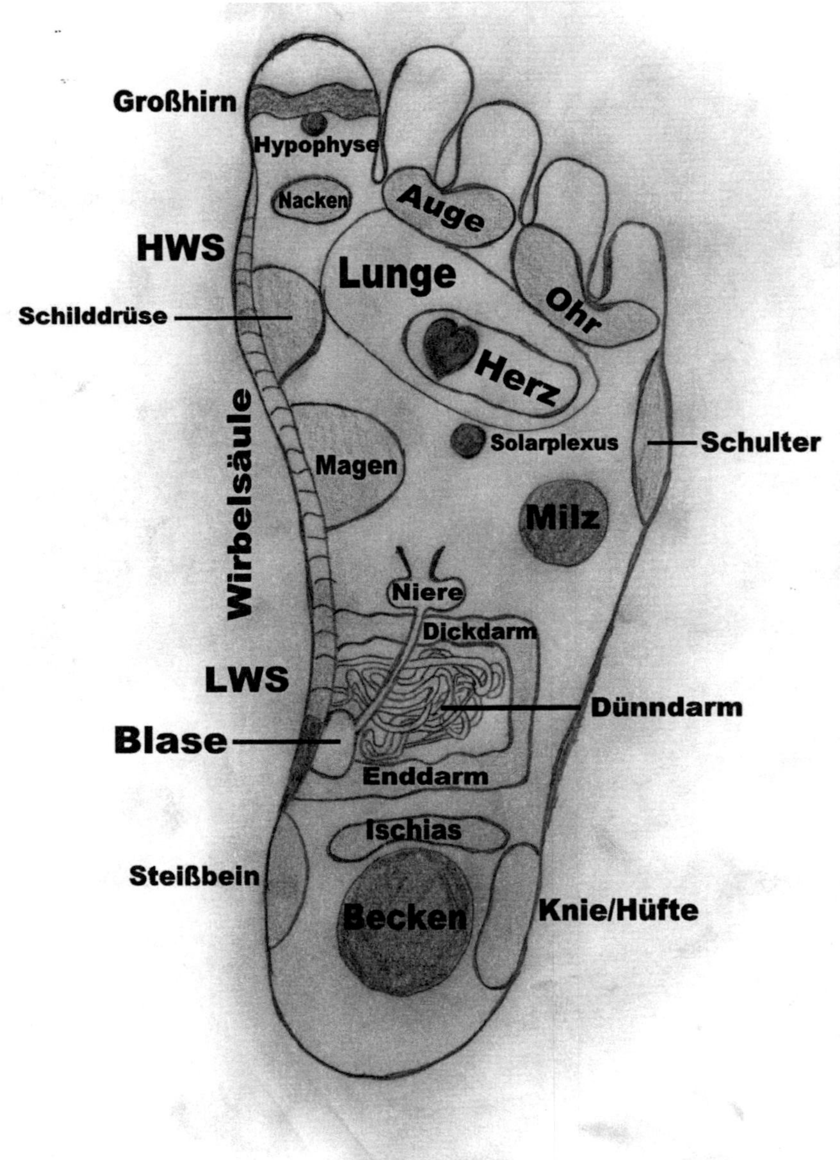


**Linke Fußsohle**

**Der Elektroakupunkturstift**

Der Elektroakupunkturstift kostet im Vergleich zum Akupunkturlaser deutlich weniger und eignet sich ebenfalls um gezielt Akupunkturpunkte zu aktivieren. Der Reiz ist hier etwas weniger stark, was die Wirksamkeit jedoch nicht beeinträchtigt. Elektroakupunktur eignet sich besonders bei chronischen und akuten Schmerzsyndromen. Menschen mit Neuralgien, Fibromyalgie, Schmerzen durch Nervenschädigungen und anderen schmerzassoziierten Erkrankungen profitieren besonders von diesen Geräten. Auch hier gilt: Studieren Sie die Anleitung sorgfältig und achten Sie beim Kauf auf Prüfsiegel und CE-Kennzeichnung.

**TENS-Geräte – Transkutane Elektrische Nervenstimulation**

Diese Reizmethode gehört zwar eigentlich nicht zur Akupunktur/Akupressur, dennoch möchte ich sie der Vollständigkeit halber, nicht unerwähnt lassen. Die TENS wird vor allem zur Behandlung von Schmerzen, als auch zur Muskelstimulation eingesetzt. Dabei werden Elektroden auf die Haut aufgeklebt, um gezielt einzelne Körperbereiche zu stimulieren. Diese Art der Therapie eignet sich besonders gut für chronische Schmerzpatienten, für Patienten mit Polyneuropathie (Nervenschädigungen) und Patienten mit rheumatischen Erkrankungen.

*Achtung: Von einer TENS Behandlung sollte bei Epileptikern und Patienten mit Herzschrittmacher abgesehen werden!*

## 12. Moxibustion und TDP – Wärmeanwendung für Zuhause

Moxibustion - Wärme für den Körper

Moxibustion, auch Moxa genannt, bezeichnet die Erwärmung von bestimmten Akupunkturpunkten.

Wie bereits erwähnt, macht die Akupunktur nur einen Bruchteil der Therapieverfahren in der traditionellen chinesischen Medizin aus. Neben Kräutermedizin und manuellen Verfahren, wie der Tuina Massage, gibt es des Weiteren die Moxibustion als große therapeutische Maßnahme.

China ist ein sehr großes Land, klimatisch gesehen gibt es sehr heiße Gebiete, aber auch Regionen, in denen es vorwiegend bitterlich kalt ist. Dort, wo es kalt ist, dringt Kälte in den Körper ein und verursacht kälteassoziierte Erkrankungen. Umgekehrt dringt Hitze sehr leicht in den Körper ein, wenn man in einer sehr warmen Gegend wohnt. Moxibustion eignet sich somit bei fast allen kältebedingten Erkrankungen und Schwächezuständen. Gerade Menschen, die unter generellem Frösteln und Kältegefühl leiden, profitieren besonders davon.

Bei der Moxibustion wird Beifußkraut gleichmäßig über einem Punkt abgebrannt. Beifußkraut bietet den Vorteil, dass die Wärmeentwicklung optimal geeignet ist um das Gewebe besonders tief zu erwärmen. Diese Wärme lässt sich kaum mit anderen Wärmequellen vergleichen, es gibt wenig probate Methoden, um den Körper so tief anzusprechen, wie beim Moxen. Leider ist die Moxibustion mit einem starken Rauch und Geruch verbunden, daher mögen es nicht alle Menschen in der Wohnung. Es spricht zum Glück nichts dagegen, sich dazu auf die Terrasse oder den Balkon zu setzen. Alternativ dazu gibt es raucharmes Moxamaterial zu kaufen.

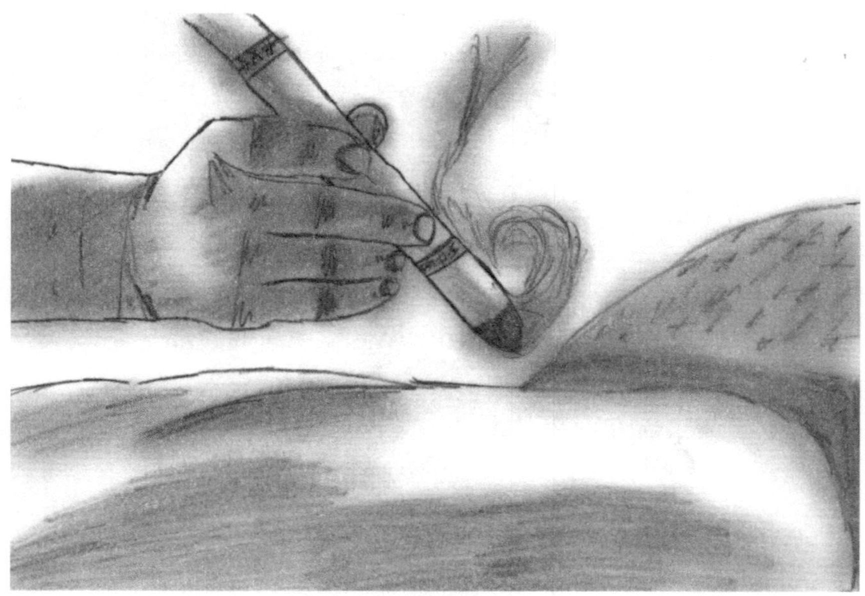

**Moxazigarre**

Die Moxazigarre sieht aus wie eine herkömmliche Zigarre, sie wird angezündet, bis sich eine gleichmäßige Glut entwickelt.

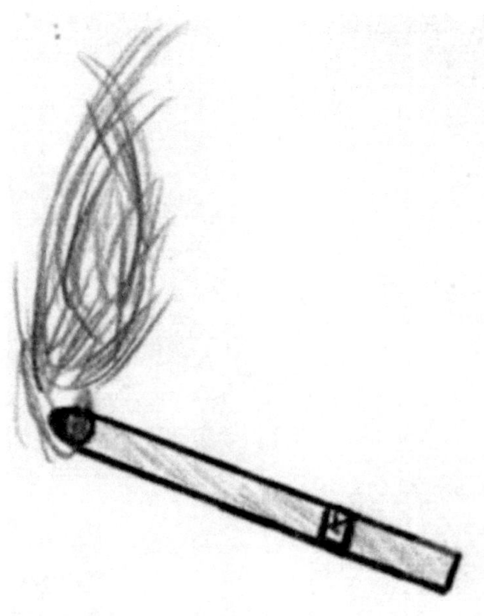

Die Punkte werden dann mit einem Abstand von etwa 1-5 daumenbreit erwärmt, bis die Hitze als unangenehm empfunden wird, dann wird der Punkt gewechselt. In einer zweiten und dritten Runde können dann alle Punkte abermals erwärmt werden. Seien Sie beim ersten Mal mit dem Abstand und der Dauer sehr vorsichtig. Es können Brandverletzungen entstehen. Doch Sie werden feststellen, dass es gar nicht lange dauert, bis sie „den Dreh" raushaben.

Nach der Moxibustion kann die Zigarre in Sand ausgelöscht werden und beim nächsten Mal wiederverwendet werden.

**Moxakegel**

Moxakegel sind besonders in Japan beliebt und bieten ebenfalls einen praktischen Nutzen. Der Moxakegel hat eine kleine Unterlegscheibe, die auf die Haut geklebt werden kann, darauf befindet sich ein kleiner Moxakegel, der angezündet wird. Auch hier gilt: Sollte die Wärme unangenehm oder gar schmerzhaft sein, so sollte der Moxakegel entfernt werden, um Brandblasen zu vermeiden.

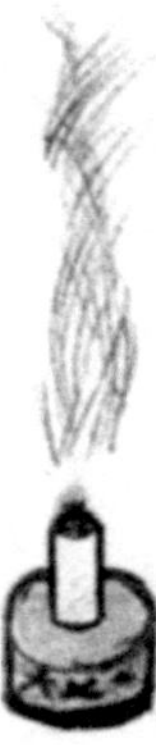

*Generell sollte nicht später als 18 Uhr gemoxt werden, da diese Therapie eine anregende Wirkung hat und so das Einschlafen behindern kann!*

Es gibt einige Punkte, welche besonders gut auf die Wärme durch Moxibustion ansprechen.

Dazu zählen:

- **Magen 36**: Zur allgemeinen Stärkung bei Schwäche, Stabilisierung der Mitte, Verdauungsbeschwerden, Bauchbeschwerden aller Art, Schmerzen der Knie und Schienbeine, Beruhigung bei Unruhe
- **Milz 6:** Harmonisierende Wirkung auf die Mitte, Besonders gut anwendbar bei Störungen des Urogenitaltraktes und der Sexualorgane, z.B. Frigidität, Menstruationsbeschwerden, Impotenz. Milz 6 wird auch als Meisterpunkt des Uterus bezeichnet. Er darf bei Frauen daher großzügig gemoxt werden.

- **Ren 6:** Stärkt die Mitte und den unteren Erwärmer, also Blase, Urogenitaltrakt und Darm. Der Punkt wird übersetzt als „Meer des Qi“, was deutlich macht, wie tonisierend seine Wirkung ist. Er kann bei schwachen, alten und chronisch Kranken großzügig gemoxt werden.
- **Ren 8** (Bauchnabel): Diesem Punkt kommt eine besondere Bedeutung in der Moxibustion zu, denn er kann nur gemoxt werden. Da es sich hier um den Bauchnabel handelt, ist eine Punktion mit einer Akupunkturnadel ausgeschlossen. Oft wird der Bauchnabel auf eine spezielle Art und Weise gemoxt. In den Nabel wird Bergsalz eingefüllt, dann wird eine etwa 0,7mm dicke Ingwerscheibe daraufgelegt. Auf dieser Ingwerscheibe kann nun ein Moxakegel platziert werden. In der Regel kann deutlich erspürt werden, wie die Wärme durch den Nabel, tief ins Abdomen eindringt und den gesamten Organismus harmonisiert und kräftigt. Der Nabel verbindet im tiefsten Sinne das Kind mit der Mutter. Da die Fortpflanzung und alles was mit ihr im Zusammenhang steht der Niere zugeordnet ist, besteht eine enge Verbindung zwischen Bauchnabel und Nieren bzw. Jing (das, was die Chinesen Ur-Energie oder Lebensenergie nennen). Ren 8 schenkt somit Lebensenergie, Vitalität, Urvertrauen und eine tiefe Erdung.
- **Gallenblase 30**: Dieser Punkt, akupressiert oder gemoxt, kann Hüftschmerzen und Ischialgien wirksam beheben. Besonders bei degenerativen Geschehen, spielt Kälte meist eine große Rolle, daher ist die Moxibustion, vor allem im Alter angezeigt.
- **Ashi –Punkte**: Dies sind druckschmerzhafte Punkte, die auf einem Meridian liegen können, aber nicht unbedingt müssen. Ist ein Punkt druckschmerzhaft, so darf dieser als energetisch gestört betrachtet werden und gilt somit als **Akupunkturpunkt**. Punkte, die sich auf Wärme bessern, dürfen gerne großzügig gemoxt werden, einschließlich der Mu-Punkte des Bauches und der Brust.
- **Lunge 1:** Dieser Punkt kann sehr gut bei einem sogenannten Wind-Kälte Angriff auf die Lunge gemoxt werden, also einer unkomplizierten Erkältung mit Bronchitis. Gerade bei Kindern ist es empfehlenswert, dieses Areal im Anschluss mit Thymianöl einzureiben. Begleitend dazu lässt sich auch Ren 17, als „Beherrscher des Thorax“ behandeln.

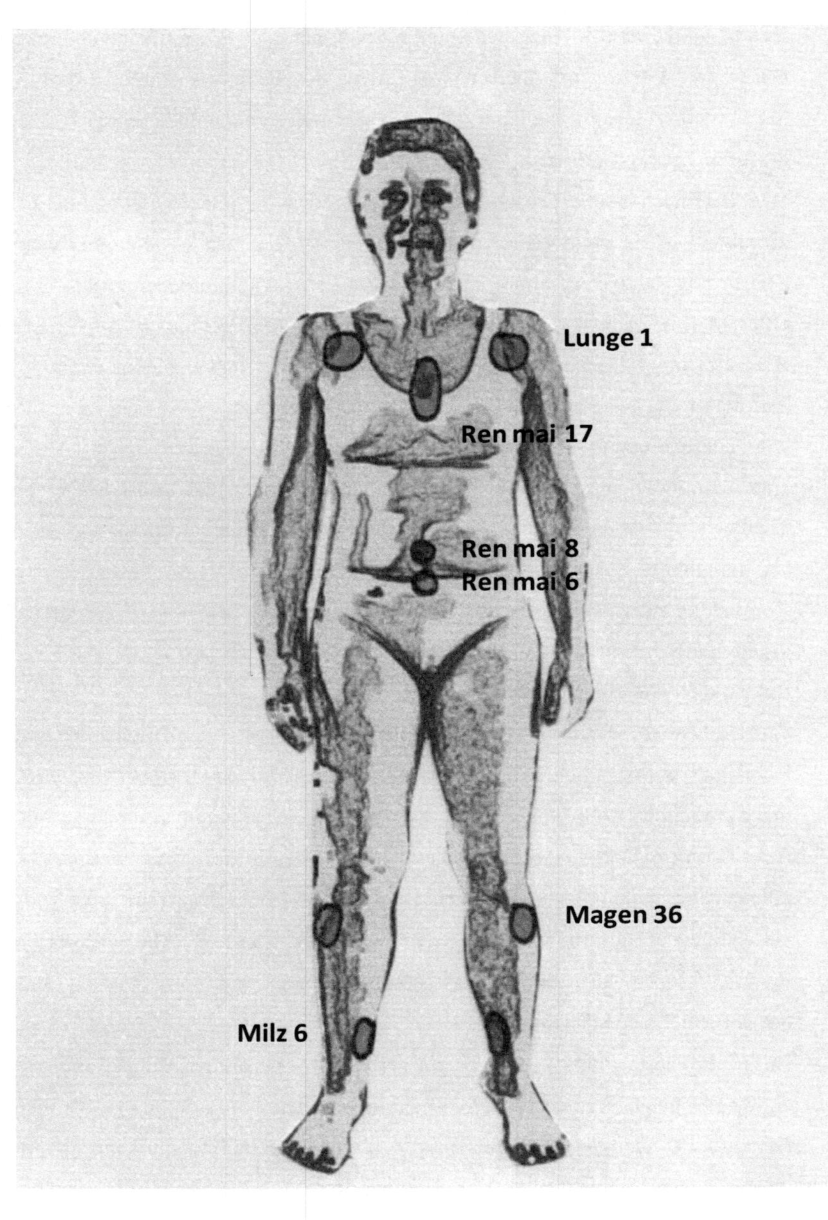
Lunge 1
Ren mai 17
Ren mai 8
Ren mai 6
Magen 36
Milz 6

**Shu- Punkte des Rückens:** Die im Folgenden beschriebenen Zustimmungspunkte der einzelnen Organe lassen sich sehr gut moxen. Bei Rückenschmerzen infolge einer eingedrungenen Kälteinversion, kann die Moxibustion der schmerzhaften Areale schnell zu einer Besserung verhelfen. Des Weiteren gleicht das moxen der Shu-Punkte vor allem in den Wintermonaten den Organismus aus.

- *Blase 11:* bei Knochen und Gelenkbeschwerden, Meisterpunkt der Knochen
- *Blase 12:* „Tor des Windes“, bei Erkältungen, Schmerzen und Verspannungen durch Zugluft
- *Blase 13:* Lungen Shu Punkt, bei Lungenerkrankungen und lokalen Schmerzen
- *Blase 23:* Nieren Shu Punkt, bei Nierenerkrankungen und lokalen Schmerzen, genereller Kälte
- *Blase 28:* Blasen-Shu Punkt, bei Blasenbeschwerden, Ischialgie, Schmerzen der Lendenwirbelsäule
- *Blase 40:* Übergeordneter Punkt in der Kniekehle der zur Behandlung von sämtlichen Rückenbeschwerden eingesetzt werden kann.

- **Du mai 4:** Dieser Punkt wird übersetzt als „Tor des Lebens“, er symbolisiert die kleine Flamme, welcher der Funke unseres irdischen Lebens ausmacht. Er hat einen engen Bezug zur Niere und kann verwendet werden, um die Nierenenergie zu stärken. Er ist ein wichtiger Punkt, um den Blutdruck zu senken und reguliert das Immunsystem. Lokal kann er bei Schmerzen der gesamten LWS, chronischen Steißbeinentzündungen, Hexenschuss oder Ischialgien verwendet werden.
- **Du mai 14:** Dieser Punkt findet sich unter dem letzten, also 7. Halswirbel. Er wird gemoxt, um das Immunsystem zu aktivieren und Beschwerden/Schmerzen der HWS zu behandeln. Eine kräftige Akupressur bewirkt bei fieberhaften Erkrankungen eine Fiebersenkung.

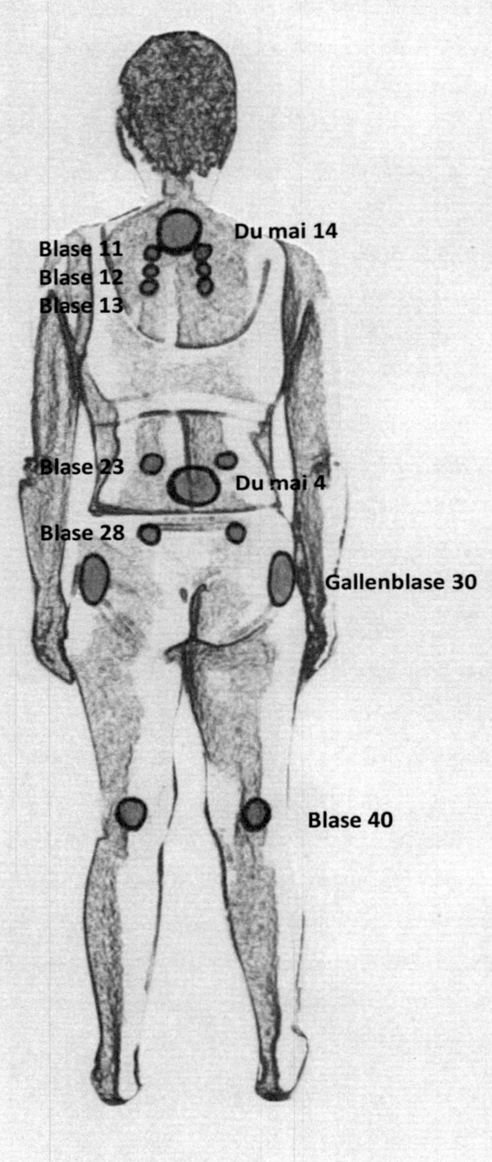
Du mai 14
Blase 11
Blase 12
Blase 13
Blase 23
Du mai 4
Blase 28
Gallenblase 30
Blase 40

**Die TDP- Lampe- Technik sei Dank**

TDP ist die Abkürzung für „Teding Diancibo Pu“, was übersetzt so viel heißt wie „Spezielles elektromagnetisches Spektrum“.

Die TDP-Lampe hat eine besondere Geschichte. Sie wurde im Jahr 1978 vom Silicate Research Institute in Chongqing (China) erfunden. Eine Forschungsgruppe unter Führung von Dr. Wenbin Gou, erhielt von der chinesischen Regierung den Auftrag, in einer Ziegelbrennerei in Südchina ein bis dahin unerklärliches Phänomen zu untersuchen:

Trotz widrigster und härtester Arbeitsbedingungen erfreuten sich die Arbeiter in dieser Fabrik bester Gesundheit. Sie klagten weder über Gelenk- oder Weichteilschmerzen, noch konnten irgendwelche relevanten Erkrankungen des Bewegungsapparates wie Arthrose, Arthritis oder rheumatische Beschwerden diagnostiziert werden. Eine fast unmögliche Tatsache, wenn bedacht wird, wie viel körperliche Arbeit diese Männer leisten mussten.

Dr. Gou und sein Team fanden heraus, dass die Ursache hierfür der schwarze Lehm war, der sich rund um die Brennöfen befand. In aufwendigen Untersuchungen wurden in dem Lehm Spuren von 33 Mineralien nachgewiesen, die sobald sie erwärmt werden, elektromagnetische Wellen aussenden.

Die Mineralien erzeugen dabei elektromagnetische Wellen mit jeweils unterschiedlichen Eindringungslängen. Sie werden vom menschlichen Gewebe aufgenommen und setzten biologische Prozesse in Gang. Schließlich wurde nach aufwendigen Studien und Forschungsarbeiten in Laboren, Universitäten und Krankenhäusern eine elektrotherapeutische Rotlichtlampe hergestellt, die mit einer speziellen Mineralienplatte ausgestattet ist. Hierdurch werden die Strahlungsverhältnisse in der Keramikfabrik rekonstruiert.

In China gehört die TDP-Lampe häufig zum Standartprozedere in Krankenhäusern und Arztpraxen. Viele Chinesen haben die Lampe zuhause und therapieren sich regelmäßig selbst. Weltweit gibt es mehr als 60 Millionen Anwender. In meiner eigenen Praxis wende ich die TDP-Therapie regelmäßig im Winter an, mit gutem Erfolg.

Die Strahlung bewirkt eine Steigerung des Stoffwechsels im betroffenen Gewebe. Dadurch steigert sich die Durchblutung - die Muskulatur entspannt sich, Abbauprodukte des Muskelstoffwechsels können schneller abtransportiert werden und die Sauerstoffzirkulation im Gewebe verbessert sich. Im Kontext der Chinesischen Medizin werden Stagnationen (Blockaden) von Qi und Blut gelöst, die tendiomuskulären Meridiane gewärmt, harmonisiert und die äußere Schicht - damit das Wei-Qi (Abwehr-Qi) - gestärkt. Bei einem Kälteangriff im Meridian als Krankheitsursache wird die Kälte rasch vertrieben und die Energiezirkulation des Meridians kann sich schnell wiederherstellen.

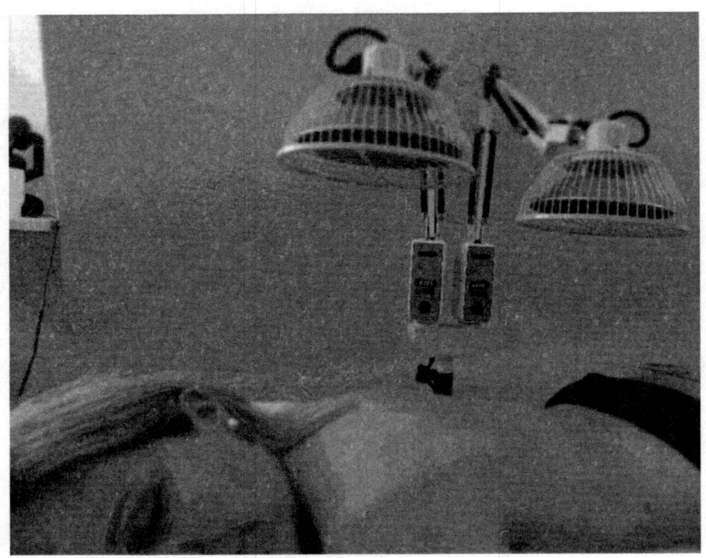

Die TDP-Lampe ist leider nicht ganz billig, im Internet kosten qualitativ gute Produkte zwischen 200 bis 400 Euro. Nach etwa 1000 Betriebsstunden muss bei den meisten Geräten die Mineralienplatte gewechselt werden, diese kostet meist zwischen 20 und 35 Euro. Das Geld sehe ich jedoch gerade bei krankheitsanfälligen, empfindlichen oder bereits erkrankten Menschen, denen Wärme guttut, als äußerst gute Investition.

Beliebte Einsatzgebiete sind:

- Erkrankungen, die mit Gelenks- und Weichteilschmerz einhergehen
- Bluthochdruck, vegetative Herz-Kreislaufbeschwerden

- Verdauungsbeschwerden
- Chronische Rückenschmerzen
- Narbenstörungen (verhärtetes, ziehendes, schmerzendes Narbengewebe)
- Begleittherapie bei Sportverletzungen, speziell im Rahmen der Rehabilitation ist die Anwendung sehr günstig
- Spannungskopfschmerzen, Migräne, Wetterfühligkeit

**Tipp:** Um den kalten Organismus bei allgemeiner Müdigkeit und Schwäche zu aktivieren, empfiehlt es sich, die Lampe auf die Fußsohlen zu richten. Dort befindet sich der Punkt Niere 1, dieser stärkt das Nieren- Qi besonders stark und schenkt neue, warme Energie von innen heraus.

Alle Punkte, die im Kapitel Moxibustion genannt wurden, können ebenfalls sehr gut und effektiv mit der TDP-Lampe behandelt werden.

## 13. Meridiane und wichtige Punkte

### *13.1 Lungen-Meridian (LU): Zang-Organ*

Funktion der Lunge

Die Lunge hat die Aufgabe, die dem Leben zugrundeliegende „Ki-Energie" aus der Luft in den Körper aufzunehmen. Sie kontrolliert und regiert die Atmung, außerdem ist sie zuständig für die Verwertung der Ki-Energie.

Die Lunge verteilt das Qi und die Körperflüssigkeiten im gesamten Körper. Hierbei pflegt sie eine enge Beziehung zur Niere welche die Aufgabe hat, das ankommende Atmungs-Qi zu empfangen. Störungen der Niere können sich in Atembeschwerden äußern.

Die Lunge beeinflusst die Körperabwehr und stellt das Wie-Qi zur Verfügung, dieses verteilt sich nebelartig an der Körperoberfläche und schützt den Menschen so vor äußeren krankmachenden Einflüssen. Somit steht die Lunge in enger Verbindung mit der Haut, den Poren und der Körperbehaarung. Die Lunge verdampft ebenso die reinen Säfteanteile aus der Milz und verteilt diese.

Unreine Flüssigkeiten werden zur Blase geleitet und ausgeschieden. Ist diese Funktion gestört, kann es zu Atembeschwerden und Ödemen kommen. Die Lunge ist gemeinsam mit der Niere für den Wasserhaushalt zuständig.

Emotion

Die Lunge beherbergt die Körperseele „Po". Po beherrscht den Instinkt und die Reaktionen, wozu auch das Vegetativum gehört. Die emotionale Entsprechung der Lunge ist die Trauer und der Kummer. Diese Emotionen im Übermaß führen zu einer Stagnation des Lungen-Qi und in Konsequenz zu lungenassoziierten Störungen bzw. Erkrankungen.

Öffnung/ Sekret

Der sogenannte Öffner der Lunge ist die Nase und die oberen Luftwege, einschließlich seiner Sekrete (Nasenschleim). Ist ausreichend Lungen-Qi vorhanden, so ist der Geruchssinn gut ausgeprägt, die Stimme ist klar und definiert. Bei einer Störung der Lunge, spricht der Patient oft wenig und noch dazu sehr leise. Erkrankungen wie Rhinitis (auch allergische), Hals-und Kehlkopfentzündungen werden daher dem Funktionskreis Lunge-Dickdarm zugeordnet und können sehr gut über diesen behandelt werden.

Pathogener Faktor

Als pathogener Faktor ist der Lunge die Trockenheit zugeordnet, das bedeutet, der Faktor welcher die Lunge am meisten schädigen kann, ist die Trockenheit. Trockene Luft, in Büros, klimatisierten Räumen oder trockene Heizungsluft im Winter sind oft ursächlich für entzündliche Atemwegserkrankungen bis hin zu asthmatischen Störungen. Zigarettenrauch wird als trockene Hitze angesehen und sorgt daher für chronische Bronchitiden und bei Langzeitkonsum auch für Krebserkrankungen. Selbstverständlich kann die Lunge auch durch andere pathogene Faktoren gestört werden. Als direkte Kontaktfläche zur Außenwelt, ist sie oft auch mit Faktoren wie Hitze, Kälte und konfrontiert. Außerdem dominiert die Lunge alle rhythmischen Vorgänge des Organismus. Das Partnerorgan ist der Dickdarm.

Die Stärke eines Organismus hängt von der Lungenkraft ab, ist die Lunge stark hat der Mensch ein schnelles, tiefes Begriffsvermögen, bei schlechter Funktion entsteht Depression, Traurigkeit, Überempfindlichkeit und seelischer Zusammenbruch.

Störungen im Lungenmeridian führen zu:

- Atembeschwerden
- Infektneigung – reduzierte Immunabwehr
- Bronchialasthma
- Durchblutungsstörungen, rheumatische Beschwerden im Bereich der Schulter und zwischen den Schulterblättern
- Allergien der oberen Atemwege – allergische Rhinitis, allergisches Asthma
- Hauterkrankungen – Bsp. Akne vulgaris, Neurodermitis, Ekzeme
- Depressionen mit Traurigkeit

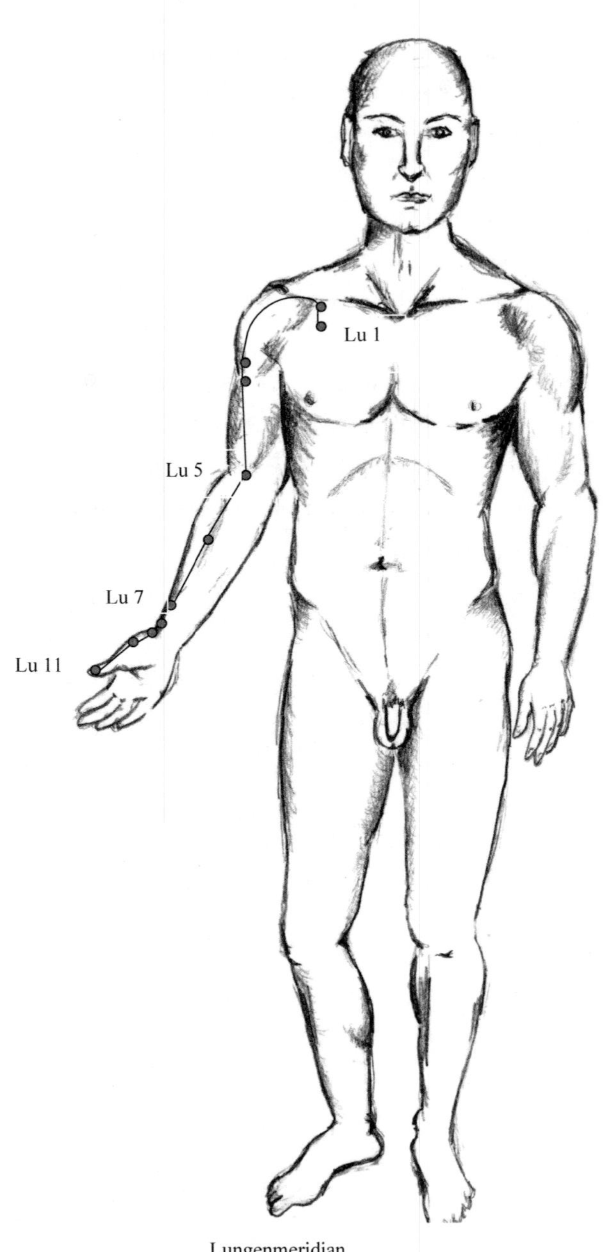


Lungenmeridian

**Lunge 7 „Lie Que" („Wolkenbruch")**

*Lokalisation*

- An der Außenseite des Unterarms, in einer Rinne hinter einem Knochenvorsprung, 1,5 Cun hinter der Handgelenkbeugefalte.

*Pressurtechnik*

- Der Punkt kann an dieser Stelle in die Meridianrichtung nach oben und unten ausgestrichen werden. Eine kräftige Stimulation ist durchaus möglich. Kreisende Bewegungen mittels Akupressurstab aktivieren den Punkt besonders gut.

*TCM Wirkung*

- Öffnet das Konzeptionsgefäß Ren Mai
- Befreit die Oberfläche von pathogenen Faktoren
- Regulation und Absenkung des Lungen- Qi
- Unterstützung bei Trauerprozessen

*Einsatzmöglichkeiten*

- Wind-Hitze/Wind-Kälte Inversion der Lunge
- Lungen-Qi Stagnation
- Einsatz bei Innen-Außen und auch bei Leere-Fülle Zuständen der Lunge
- Gegenläufiges Lungen-Qi

*Westliche Diagnosen*

- Akute und chronische Erkrankungen der Atemwege und Lunge
- Schmerzhafte Störungen im Leitbahnverlauf
- Rhinitis
- Kopfschmerzen
- HWS-Syndrom- befreit den Nacken
- Vegetative Dystonie

*Bemerkungen*

Lunge 7 wirkt stark bei psychosomatischen Störungen, die mit Trauer, insbesondere unverarbeiteter Trauer im Zusammenhang stehen.

*Weitere Punkte auf dem Lungen – Meridian:*

Lunge 1

Dieser Punkt ist häufig druckempfindlich. Er kann pressiert werden bei asthmatischen Beschwerden, bronchialen Infekten, chronischen Lungenerkrankungen und Erkältungen. Handelt es sich um eine Erkältung mit Kälteempfindungen kann es günstig sein diesen Punkt mit Moxa zu behandeln. Die Massage des Punktes mit Thymianöl hat sich insbesondere bei Kindern mit Atemwegsinfekten als sehr wirksam erwiesen. Der Punkt wird hierbei immer wieder Richtung -**Lunge 2-** ausgestrichen.

Lunge 5

Dieser Punkt wird besonders wegen einer guten Wirkung bei Schmerzen des Ellenbogens (klassischerweise beim Tennisellenbogen) und des Unterarms geschätzt. Zudem wirkt er lindernd bei fieberhaften Infekten der Lunge und Atemwege. Er löst Schleim auf und stärkt die Lunge. Bei Depressionen und übermäßiger Trauer kann er wieder Lebensfreude schenken.

Lunge 9

Lunge 9 direkt seitlich am Handgelenk über der tastbaren Arterie, auch bekannt als „Meisterpunkt der Gefäße", hilft bei: Erkrankungen der Blutgefäße- Bluthochdruck, Herzrhythmusstörungen, „Herzschmerzen". Er stärkt die Lungenkraft bei Depressionen und tiefer Trauer. Er tonisiert die Lunge bei Asthma, chronischem Husten und körperlicher Erschöpfung und Ausgezehrtheit

### *13.2 Dickdarm-Meridian (DI): Fu-Organ*

Funktion

Der Dickdarm empfängt in erster Linie die festen und flüssigen Bestandteile der „trüben Substanz" aus Milz/Magen. Er scheidet sie schließlich als Stuhlgang aus.

Emotion

Dem Dickdarm wird, wie auch in der westlichen Psychosomatik, das „Loslassen können“ zugeordnet. Um Stuhlgang lassen zu können ist es wichtig „loszulassen“. Menschen mit Problemen bei der Defäkation leiden nicht selten unter zwanghaftem Festhalten an Dingen.

Pathogener Faktor

Trockenheit hindert den Dickdarm an einer adäquaten Funktion. Menschen, die zu wenig trinken, bekommen in aller Regel früher oder später Verstopfung mit hartem Stuhlgang.

Tatsächlich ist es so, dass der Dickdarm in der Chinesischen Medizin eher über den Funktionskreis Magen/Milz behandelt wird. Die Punkte auf dem Dickdarmmeridian beziehen sich eher auf den Kopf-, Hals- und Schulterbereich. Übergeordnet wirken einige Punkte immunstimulierend, schmerzlindernd und stagnationslösend. Mit der Ausnahme von Dickdarm 10, dieser wirkt über seine Kopplung zu Magen 36 ebenfalls stark auf das Abdomen und ist in der Lage, bei Verstopfung Erleichterung zu bringen.

Störungen im Dickdarmmeridian führen zu:

- Schmerzen im Leitbahnverlauf- Bsp. Schulterschmerzen
- Lymphknotenschwellung im Bereich der Leitbahn am Hals
- Rhinitis- Sinusitis
- Zahnschmerzen
- Alle Störungen im Bereich des Gesichtes –Gesichtsschmerz, Fascialisparese, Trigeminusneuralgie
- Fieberhafte Infekte
- Erkrankungen aus dem atopischen Formenkreis z.B. Neurodermitis

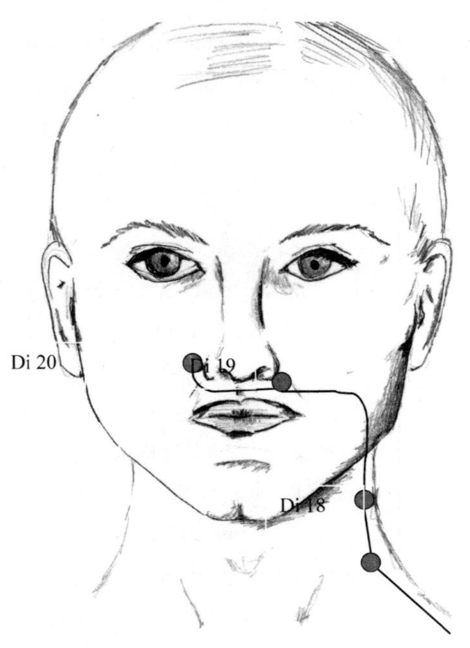
Di 20
Di 19
Di 18

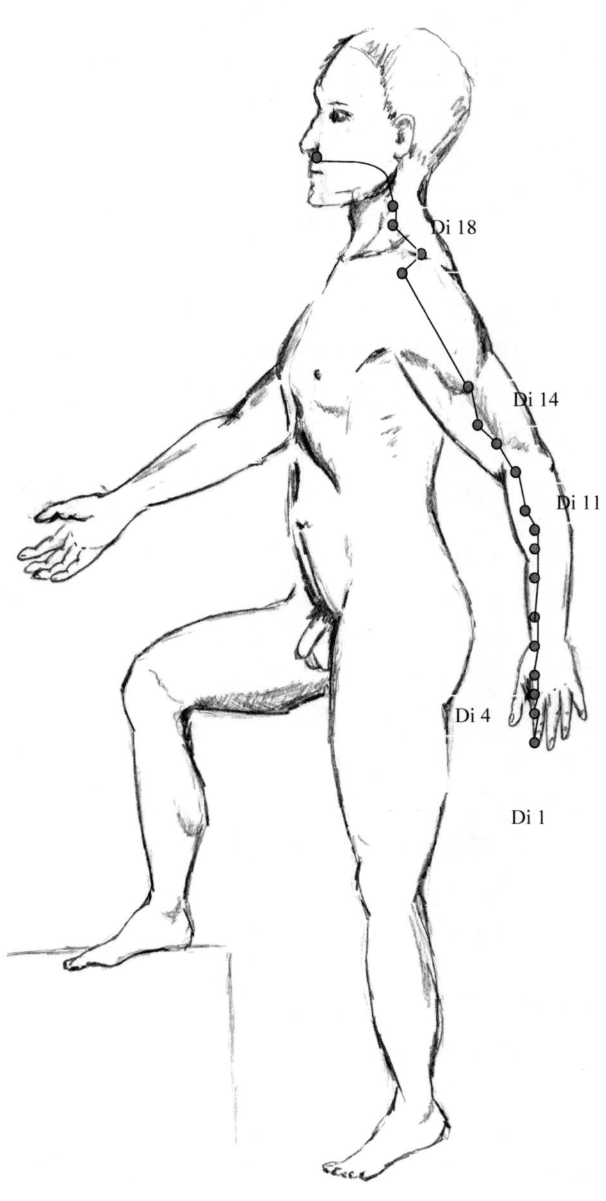


Dickdarmmeridian

**Dickdarm 4 „ He Gu“ (Tal am Zusammenschluss)**

*Lokalistation*

- Bei abgespreiztem Daumen liegt der Punkt auf halber Strecke der Winkelhalbierenden zwischen dem Knochen des Zeigefingers und des Daumens. Praktisch in Mitte der muskulösen Schwimmhaut zwischen Daumen und Zeigefinger.

*Pressurtechnik*

- Kräftige Stimulation mit dem Finger oder Akupressurstab. Es ist auch möglich die muskulöse Schwimmhaut mit dem Daumen und Zeigefinger in eine Zange zu nehmen und kräftig zu massieren bis ein wohliger Schmerz entsteht.

*TCM Wirkung*

- Reguliert das Lungen-Qi
- Vertreibt pathogene Faktoren, besonders Wind
- Bewegt Qi und Blut im ganzen Körper - Löst Stagnationen– gemeinsam mit Leber 3 öffnet man die sogenannten 4 Pforten und bringt stagniertes Qi wieder zum zirkulieren.
- Befreit die Oberfläche
- Beruhigt das Shen
- Klärt Hitze und Fieber
- Tonisiert gemeinsam mit Magen 36 im ganzen Körper das Qi

*Einsatzmöglichkeiten*

- Fülle-Zustände
- Wind-Kälte und Wind-Hitze in der Oberfläche
- Störungen des Shen mit Unruhe
- Qi-Stagnationen

*Westliche Diagnosen*

- Schmerzzustände aller Art, besonders Schmerzen im Gesichtsbereich/ Zahnschmerzen, nicht umsonst trägt er auch den Namen: „Meisterpunkt für das Gesicht“.

- Grippale Infekte
- Fieberhafte Erkrankungen
- Erkrankungen im Gesicht: Fascialisparese, Kiefersperre, Gesichtsschmerz, Kopfschmerzen
- Besondere Beziehung zur Nase – gemeinsam mit Dickdarm 20 löst er Erkrankungen der Nase
- Schmerzen im Leitbahnverlauf – Schulterschmerzen, Erkrankungen des Ellenbogens

*Bemerkungen*

Dickdarm 4 sollte auf keinen Fall während der Schwangerschaft behandelt werden. Er steht im Verdacht Frühgeburten auslösen zu können. Im Falle der Geburtsvorbereitung kann der Punkt wiederum indiziert sein.

In manch einer Literatur wird Dickdarm 4 auch als „The Big Eliminator" bezeichnet, was so viel heißt wie, dass er in der Lage ist, überall im Körper Stagnationen (Blockaden) zu lösen. Dies kann sich auch im seelisch-geistigen Bereich äußern. Nicht selten geschieht es, dass Patienten nach oder während der Behandlung plötzlich anfangen zu weinen. Oft wissen sie nicht einmal wieso, daher sollte sich der Therapeut genug Zeit nehmen, um den Patienten in solch einer Situation auffangen zu können. Sicherlich ist das Weinen therapeutisch oftmals sinnvoll, allerdings nur im richtigen Rahmen mit einer entsprechenden Betreuung.

*Weitere Punkte auf dem Dickdarm – Meridian:*

<u>Dickdarm 11</u>

Dieser Punkt befindet sich direkt an der Außenseite des Ellenbogens, am Ende der Falte die sich bildet, wenn der Arm gebeugt wird. Es ist beliebt um übermäßige Hitze aus dem Körper zu entfernen, insbesondere bei Hitzeerkrankungen der Nase, des Halses, der Atmungsorgane und der Haut. Da übermäßige Hitze bei sehr vielen Erkrankungen der westlichen Bevölkerung mehr oder weniger eine Rolle spielt wird dieser Punkt in der Praxis sehr oft verwendet. Zudem stimuliert es das Immunsystem. Er findet außerdem Anwendung bei Schmerzen im Meridianverlauf und Schmerzen des Ellenbogens.

Dickdarm 20

Dieser Punkt ist ein lokaler Nasenpunkt und öffnet die Nase bei Schnupfen durch Erkältung und Allergie.

### *13.3 Magen-Meridian (MA)*

Der Magen ist maßgeblich am Verdauungsprozess beteiligt, er beheimatet das Verdauungsfeuer, welches für die Verdauung unentbehrlich ist. Im Magen findet die Erwärmung, Gärung und Entgiftung der Nahrungsmittel statt, sodass sie anschließend in den Därmen weiter verdaut werden können. Der Magen liebt warme Getränke und Speisen, zudem wird er gerne feucht gehalten, zu viel Trockenheit schadet ihm, ebenso wie viele kalte Lebensmittel. Als Yang-Organ neigt der Magen eher zu Hitze als zu Kältesymptomen, ein beliebtes Beispiel dürfte die häufig vorkommende Gastritis sein. Der Magen neigt als Kopplungsorgan der Milz zu psychosomatischen Prozessen, wenn wir „ein Erlebnis schlecht verdauen“ oder uns „etwas auf den Magen schlägt“. Selbstverständlich können Pathologien der Milz auch im Magen ihren Ausdruck finden. Der Magenmeridian ist der längste Meridian der Körpervorderseite und besitzt somit ein breites Anwendungsspektrum. Die Symptome, welche sich durch ihn beeinflussen lassen, beschränken sich nicht nur auf den Magen, sondern auf das gesamte Abdomen und selbstverständlich, wie auch sonst, auf alle Problematiken im Leitbahnverlauf.

Störungen wie saures Aufstoßen, Schmerzen im Hypochondrium oder Völlegefühl deuten auf eine Dysfunktion des Magens. Besonders häufig kommt es zur sogenannten Nahrungsstagnation im Magen. Die Pathophysiologie hierfür ist gänzlich einfach. Viele Patienten essen zu spät am Abend, dadurch verbleibt zu viel Nahrung im Magen, welche über Nacht nur sehr spärlich weiter transportiert werden kann. Die Folge davon ist, dass der Magen geschwächt wird, es sich vermehrt Toxine bilden und sich in diesem Kontext ein Milz-Qi-Mangel praktisch entwickelt „muss“. Als weitere Störung des Magens ist das “gegenläufige Magen- Qi“ bekannt. Die energetische Flussrichtung des Magens geht nach unten, wird das Qi rebellisch und kehrt sich um, entsteht saures Aufstoßen und/oder Erbrechen.

Eine weitere verbreitete Störung findet ihren Ursprung in der weitgehend „kalten" Ernährungsweise von Europäern. Gekühlte Speisen und eiskalte Getränke müssen vom Magen auf ‚Betriebstemperatur' gebracht werden. Das bedeutet nicht selten, dass eine eisgekühlte Cola von 16°C auf 36°C erwärmt werden muss. Dies schwächt den Magen nicht nur, sondern er reagiert mit einem überschießenden Yang. Hier zeigt sich ein häufiger Grund für eine chronische Magenschleimhautentzündung.

Über den Magenmeridian werden nicht nur Funktionsstörungen des Magens behandelt, sondern auch viele Störungen der Milz. So zählen Verdauungsbeschwerden aller Art zu einer seiner Hauptindikation bei denen eine Behandlung indiziert ist:

- Appetitlosigkeit, Völlegefühl, Blähungen
- Magen - Darm Spasmen
- Verstopfung oder Durchfall
- Bauchschmerzen
- Erkrankungen der Fortpflanzungsorgane, Beschwerden bei der Menstruation und Unterstützung des Milchflusses bei Frauen nach der Geburt.
- Lokalpunkte bei Augenerkrankungen, Zahnschmerzen, Störungen im Gesicht z.B. Fascialisparese oder Trigeminusneuralgie
- Schmerzhafte Erkrankungen entlang dem Leitbahnverlauf, klassischerweise werden Magenpunkte zur Behandlung von Kniegelenkserkrankungen ins Behandlungskonzept mit aufgenommen.

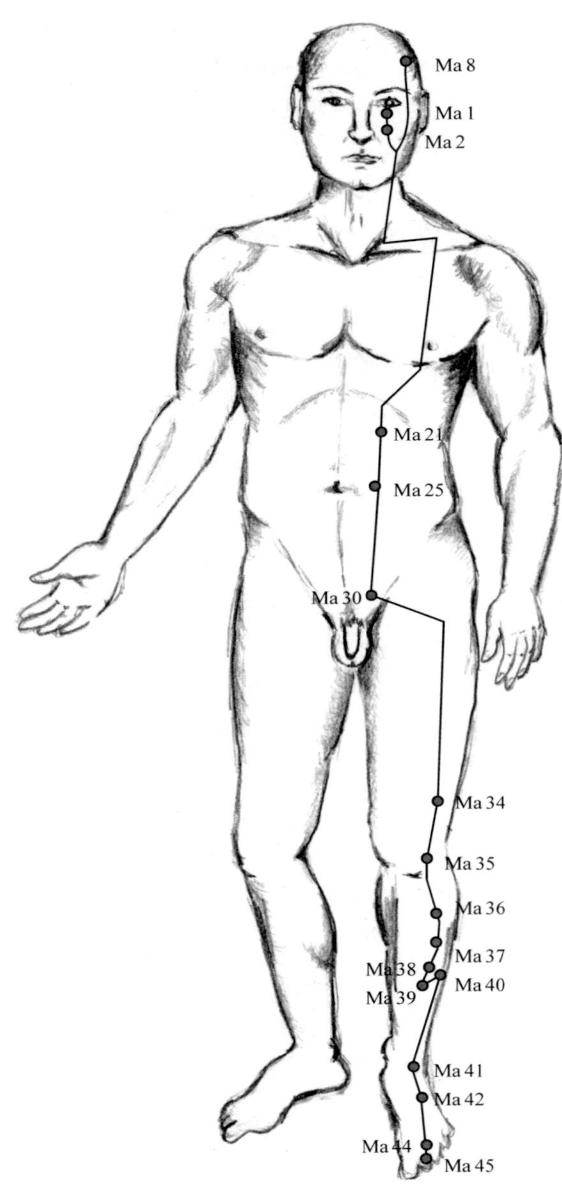


Magenmeridian

**Magen 36 „Zusanli" („göttlicher Gleichmut")**

Zusanli, auch bekannt als göttlicher Gleichmut, ist einer der Punkte mit dem breitesten Wirkspektrum. Wegen seiner speziellen Wirkung auf die Bauchorgane genießt er auch den Titel als „Meisterpunkt des Abdomen".

*Lokalisation*

- ca. 4 Fingerbreiten unter der Kniescheibe, 1 Fingerbreit seitlich nach außen der Schienbeinkante

*Pressurtechnik*

- kräftige Stimulation mit dem Finger oder dem Akupressurstab. Dieser Punkt kann auch mit etwas Öl massiert werden und in Meridianrichtung nach oben und unten ausgestrichen werden. Zur Tonisierung und allgemeinen Kräftigung empfiehlt sich besonders auch die Erwärmung durch Moxibustion.

*TCM Wirkung*

- Seine Hauptaufgabe besteht in der Tonisierung.
- Er reguliert/tonisiert den Magen, Milz und Gedärme.
- Er gleicht eine Schwäche von Lunge, Herz und Niere aus.
- Tonisiert Qi/Blut und Flüssigkeiten.
- Er vertreibt pathogene Einflüsse und Feuchtigkeit.
- bewegt Qi und Blut im ganzen Körper.
- Tonisiert das Wei- Qi (Abwehr- Qi).
- Ferner reguliert der Punkt den Herzrhythmus und sorgt für eine angenehme Ausgeglichenheit im Geiste.

*Einsatzmöglichkeiten*

- Bei allen Krankhaften und funktionellen Störungen im Abdomen
- Bei allen Zuständen, die mit Schwäche einhergehen, der Punkt bewirkt eine starke Tonisierung.
- Bei Yin-Blut- und Qi-Mangel
- Bei Erkrankungen die mit zu viel Feuchtigkeit einhergehen.

- Hierzulande leiden viele Menschen unter einer Schwächung ihrer Mitte (in TCM: Magen/Milz). Zusanli ist in der Lage, die Funktion der ‚Mitte' wiederherzustellen und zu stärken.

*Westliche Diagnosen*

- Reizdarmsyndrom / Reizmagen
- Malassimilation, Malabsorbtion, Nahrungsmittelunverträglichkeiten
- Sodbrennen, Refluxkrankheit, chronische und akute Gastroenteritis, Magen- und Dünndarmulcera
- Verstopfung, Durchfall, Übelkeit, Erbrechen
- Müdigkeit, Fatigue, allgemeine Schwäche
- Ödeme
- Infektanfälligkeit: Zusanli ist wichtig zur Immunstimulation
- Bluthochdruck
- Neigung zum Grübeln, Depressive Verstimmung
- Burn out

*Anmerkung*

Eine Sage, die sich um Zusanli dreht, erzählt davon, dass sich in der Antike die Soldaten auf dem Kreuzzug diesen Punkt behandeln sollten, wenn sie nicht mehr in der Lage waren weiterzulaufen. Zusanli sei in der Lage, den erschöpften Krieger danach noch drei Dörfer weit laufen zu lassen. Diese bildliche Umschreibung macht deutlich, wie wichtig dieser Punkt bei der Tonisierung wirkt.

*Weitere Punkte auf dem Magen – Meridian:*

<u>Magen 25</u>

Magen 25 liegt genau 2 Cun seitlich des Bauchnabels. Er reguliert die Gedärme, er hilft also bei Verdauungsbeschwerden, wie Durchfall und Verstopfung. Er leitet übermäßige Feuchtigkeit aus dem Abdomen wie sie nach dem Verzehr von süßem, rohem Obst, Weißmehl und Milchprodukten entsteht. Im Winter, oder bei generellem Kältegefühl darf er großzügig moxibustiert werden.

Magen 44

Dieser Punkt befindet sich am Fuß zwischen dem zweiten und dritten Zeh vom großen Zeh ausgehend. Er liegt kurz vor dem Schwimmhäutchen. Und ist häufig druckempfindlich. Er leitet Hitze aus dem Meridian ab und findet Verwendung in der Behandlung von: Magenschleimhautentzündung, schmerzen des Gesichts, Zahnschmerzen. Rötliche Ausschläge des Gesichtes, Akne, genereller Hitze und fieberhaften Magen-Darminfektionen.

### *13.4 Milz-Meridian (MI)*

Die Milz ist in der chinesischen Vorstellung zuständig für Verarbeitung und Transformation. Sie trennt im Verdauungsvorgang die trüben von den klaren Substanzen. Die klaren Substanzen leitet sie weiter in die Lunge, wo sie sich mit dem Atem-Qi verbinden und anschließend im ganzen Körper verteilt werden. Die trüben Substanzen werden hingegen über den Dickdarm und die Blase ausgeschieden. Auch im seelisch-geistigen Kontext ist die Milz dafür zuständig, das Wichtige vom Unwichtigen zu trennen. Die Milz beinhaltet „Yi", was mit „Denken" übersetzt wird und dem höheren Denken entspricht. Die „Verdauung von Informationen" ist ein ebenso komplexer Vorgang wie der der Nahrungsverdauung. Das Denken ist wie die Verdauung ein Prozess der Aufnahme, Analyse, Transformation und Verarbeitung exogener Informationen in verstandeseigene Abläufe. Durch eine starke Milz entsteht ein deutlicher Fokus und Klarheit im Geiste, eine schwache Milz hingegen verleitet zum Grübeln. Grübeln und „zu viel unsinniges Nachdenken" schwächt die Milz in besonderem Maße und kann zu Verdauungsstörungen führen, welche mit einem Milz-Qi Mangel assoziiert sind. Der Milz-Qi Mangel zählt hierzulande zu den häufigsten Ungleichgewichtszuständen in der TCM-Praxis. Daher sollten Therapeuten gut über Pathophysiologie und die möglichen Therapieverfahren informiert sein. Insbesondere die Ernährungsberatung nimmt hier einen hohen Stellenwert in der Therapie ein.

Bezogen auf Ernährungsweise und Lebensführung liebt es wie Milz trocken und warm, bei zu viel Feuchtigkeit und Kälte erkrankt sie. Ist sie erst einmal in einer schlechten Verfassung, bekommt der Körper nicht genügend Energie zugeführt und leidet somit häufig unter Schwächesymptomen wie Müdigkeit, Schwäche, Vergesslichkeit, Antriebslosigkeit und/oder Verdauungsbeschwerden. Da die Milz in engem Zusammenhang mit Blut und der Bildung von Blut steht, ergibt sich auch Verbindung zur Menstruation. Die Milz beeinflusst die Fortpflanzungsorgane, speziell die Eierstöcke und Brüste der Frau.

Eine gesunde Milz zeichnet sich aus durch eine gesund wirkende Körperfülle, wohl genährte Muskeln, ein straffes Bindegewebe, ausreichenden Appetit ohne Heißhungerattacken, einen klaren fokussierten Geist, Vitalität und einer regelmäßigen unbeschwerten Verdauungsfunktion.

Eine schwache, kränkliche Milz zeichnet sich hingegen aus durch Verdauungsbeschwerden wie Blähungen, übermäßig viel Stuhlgang (typisch→ Kotreste bleiben nach der Defäkation in der Toilette hängen), Durchfälle, unverdaute Nahrungsreste im Stuhlgang, übelriechender Stuhlgang, Völlegefühl, abdominales Unwohlsein, Müdigkeit, Schwäche, Neigung zum Grübeln, depressive Tendenzen bis hin zur Depression, Wassereinlagerungen im Gewebe und die Milz kann ihren Aufgaben nicht nachkommen, die Organe am rechten Platz zu halten. Das führt zu Organvorfällen wie Gebärmuttersenkungen oder auch Hämorrhoiden. Auch eine übermäßige Blutungsneigung und die schnelle Bildung von Hämatomen können auf eine Dysfunktion der Milz hinweisen, da die Milz das Blut in den Gefäßen festhält.

Die Behandlung von Milzpunkten ist allgemein indiziert bei:

- Schmerzen im Leitbahnverlauf
- Wassereinlagerungen in den Beinen
- Bei abdominellen Beschwerden
- Erkrankungen des Uterus und den Geschlechtsorganen
- Bei Störungen des Blutes und/oder der Blutbildung

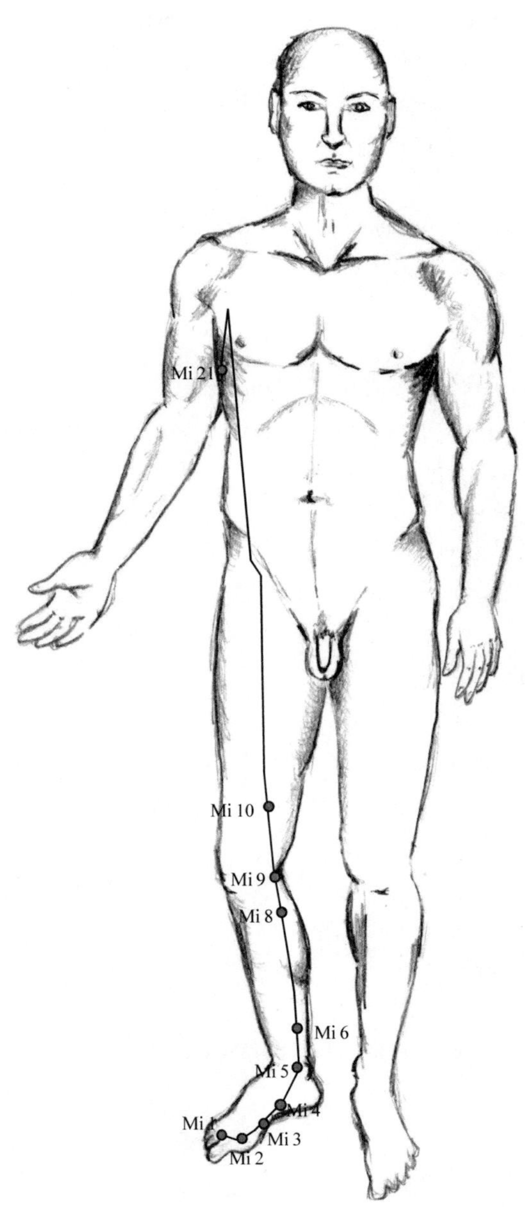


Milzmeridian

**Milz 6 „San Yin Jiao“ („Treffpunkt der 3 Yin Meridiane“)**

Hier vereinen sich Milz-, Nieren- und Lebermeridian, weswegen mit diesem Punkt ein breites Spektrum an Wirkungen erzielt werden kann. Er nährt und besänftigt das Yin.

*Lokalisation*

- 3 Cun oberhalb vom Innenknöchel in einer tastbaren Vertiefung hinter dem Schienbein.

*Pressur*

- Kräftiger Stimulus möglich. Milz 6 kann massiert und akupressiert aber auch mit Moxa behandelt werden. Insbesondere wenn der Patient sehr müde und schwerfällig ist kann eine Moxibustion sinnvoll sein.

*TCM Wirkungen*

- trocknet Feuchtigkeit und Kälte, eliminiert Feuchtigkeit und Hitze
- Stärkt die Milz
- Nährt Yin und Blut
- Stärkt und reguliert das Nieren- Qi

  Besänftigt die Leber und ermöglicht einen freien Fluss des Leber-Qi

*Einsatzmöglichkeiten*

- Syndrome mit zu viel Feuchtigkeit z.B. Milz-Qi Mangel mit Feuchtigkeit
- Allgemeine Yin-Schwäche Zeichen
- Milz- und Magen Schwäche
- Leber-Hitze

  Störungen des mittleren und unteren Jiao (Körperbereichs)

*Westliche Diagnosen*

- Schweregefühl in den Beinen
- Ödeme, Bindegewebsschwäche
- Völlegefühl im Abdomen, Verdauungsbeschwerden

- Menstruationsbeschwerden, übermäßige Blutungen, Dysmenorrhoe, Unfruchtbarkeit, Wechseljahresbeschwerden, Krämpfe des Unterleibs während der Menstruation, trockene Scheidenschleimhaut
- Alle Formen sexueller Dysfunktionen, Impotenz, verfrühter Samenerguss, sexuelle Hyperaktivität, Frigidität
- Beschwerden bei der Miktion, Harninkontinenz
- Schmerzen des Penis oder der Hoden
- Schlaflosigkeit, Palpitationen, Ängstlichkeit, Geist-beruhigend
- Geburtseinleitung, Geburtserleichterung

*Anmerkung*

Unter Fachleuten wird dieser Punkt oftmals auch „Frauenpunkt" genannt, da er einen besonders starken Bezug zur Gebärmutter zeigt und sich als sehr effektiv bei den gynäkologischen Krankheitsbildern präsentiert.

*Weitere Punkte auf dem Milz – Meridian:*

**Milz 4**

Er befindet sich an der Fußinnenseite, seitlich der Fußsohle. Dort wo das „rote" Fleisch zum „weißen" Fleisch übergeht. Er gilt als Stärkungspunkt der Milz und kann eingesetzt werden bei einer sogenannten Milz-Qi Schwäche, welche durch zu viel Weißmehl, Zucker, Fett, Alkohol und zu kaltes Essen entsteht. Diese ist gekennzeichnet durch breiige Stuhlgänge, Übelkeit, Völlegefühl, Blähungen, Trägheit, Neigung zu Wassereinlagerungen und übermäßigem Grübeln/ Nachdenken.

**Milz 10**

Auf der Beininnenseite 2 Cun oberhalb der Kniescheibe in einer tastbaren Vertiefung. Er kann kräftig akupressiert und massiert werden. Seine Behandlung bewirkt eine Stärkung des Immunsystems, eine Linderung bei Hautjucken und Ausschlägen und Menstruationsbeschwerden.

### *13.5 Herz-Meridian (HE)*

Das Herz (Xie) regiert das Blut und die Blutgefäße, es wird nicht wie in der westlichen Medizin isoliert betrachtet, sondern als Einheit. Herz, Blut und Blutgefäße sind also das Herz. Das Herz-Qi bezieht sich auf die Pumpkraft des Herzens. Ist das Herz-Qi schwach, so ist das Herz nicht in der Lage den Körper mit ausreichend Blut zu versorgen. Ist ausreichend Qi vorhanden, so ist der Puls kräftig und ruhig. Der Patient fühlt sich kraftvoll und vital, das Gesicht sieht strahlend aus.

Fehlt Qi im Herzen, so entsteht eine blasse Gesichtsfarbe, die Augen wirken abwesend und ausdruckslos, der Patient erlebt Palpitationen (Herzstolpern), Angina pectoris (Enge in der Brust, Beklemmungen) und andere Herzassoziierte Sensationen.

Des Weiteren beherbergt das Herz „Shen“ (den Geist /das Bewusstsein) und nimmt somit im seelisch-geistigen Kontext eine wichtige Rolle ein. Am Tage, an dem das Bewusstsein aktiv ist, wandert Shen durch die Blutgefäße im Körper umher, in der Nacht zieht es sich hingegen Stück für Stück ins Herz zurück. Man könnte auch zu recht sagen, das Herz ist das Haus des Shen. Der Zustand des Shen lässt sich an den Augen beurteilen. Sind die Augen wach, voller Kraft, voller Ausdruck und leuchten, so ist das Shen in einem guten Zustand. Shen ermöglicht klare Denkabläufe und ist zuständig für die mentalen, kognitiven und intellektuellen Fähigkeiten eines Menschen. Ist das Shen gestört, so kommt es zu Symptomen wie Vergesslichkeit, schlechtes Selbstwertgefühl, verlangsamte Denkprozesse, Verwirrtheitszustände, Hysterie, irrationalem Verhalten oder sogar zu Psychosen.

Die Flüssigkeit, welche dem Herzen entspricht, ist der Schweiß. Schweiß und Blut haben denselben Ursprung und somit wird der Schweiß als ein Ausscheidungsprodukt des Blutes angesehen. Patienten die stark schwitzen haben praktisch immer ein energetisches Defizit im Herz. Übermäßiges Schwitzen deutet auf Qi-Mangel und Herz-Blut Mangel hin. Erfolgt das Schwitzen eher spontan, so deutet dies auf eine Yang-Störung hin. Besteht hauptsächlich Nachtschweiß, so deutet es auf einen Herz-Yin Mangel hin.

*„Das Herz öffnet sich in der Zunge.“*

*„Man spricht mit dem Herzen“*

*„Man hat das Herz auf der Zunge liegen".*

*-Sprichwörter-*

Das sind Sprichworte, welche den Zusammenhang zwischen Herz und Zunge (dem Sprechen) nahelegen. Ist das Herz übermäßig aktiv, so besteht beim Patienten nicht selten ein erhöhtes Redebedürfnis (z.B. bei der Manie). Bei einer Depression, welche mit einem Herz-Qi Mangel assoziiert ist, besteht eher Unlust zu sprechen.
Die Zungenspitze gilt klassischerweise in der Zungendiagnostik als Herzzone. Finden sich hier Rötungen oder eine Entzündung, so deutet dies auf Hitze im Herzen hin.
Ein Mensch mit einem gesunden Gleichgewicht im Herzen hat üblicherweise einen Glanz im Gesicht bzw. eine Klarheit, seine Wangen sind gesund gerötet und die Zunge erscheint normal rosafarben. Bei einer Blutstase (bei der sich das Blut nicht mehr ausreichend sanft durch die Gefäße bewegen kann), werden das Gesicht und die Zunge violett. Die Venen unter der Zunge sind bläulich und gestaut.

Störungen des Herzmeridians präsentieren sich in körperlichen aber auch seelischen Bereichen. Typische Beschwerden sind:

- Nervosität, Unruhe, Manie
- Schlafstörungen jeglicher Art
- Herz- Kreislaufstörungen
- Herzrhythmusstörungen, Palpitationen
- Verkrampfungen, Enge und Druck in der Brust
- Rasche Ermüdung, nervöse Erschöpfung
- Konzentrationsstörungen, ADHS sollte über den Herzmeridian mitbehandelt werden
- Verwirrtheit bis hin zu Psychosen
- Depressionen (hier können wir psychosomatische Rückschlüsse zum „gebrochenen Herzen" ziehen, man denke im Kontext Herz auch an das „Broken- Heart Syndrom", bei dem es infolge schwerer seelischer Traumata zu lebensgefährlichen Herz-rhythmusstörungen kommen kann.
- Beschwerden im Leitbahnverlauf, z.B. Affektionen des Handgelenks

Die eigentlichen Herzbeschwerden lassen sich besonders gut über den Perikardmeridian behandeln. Die altertümliche Vorstellung dazu besagt, das Herz ist der Kaiser im Feudalstaat, Probleme mit dem Kaiser (Herz) sollten am besten über seine hohen Minister (Perikard) geklärt werden.

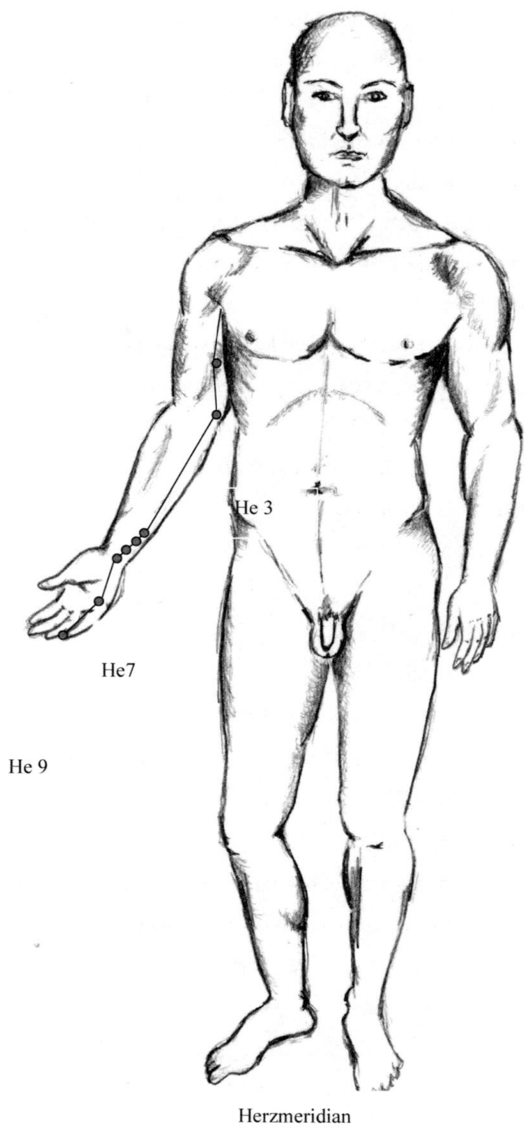


Herzmeridian

**Herz 7 „Shen men" („Pforte der Geisteskraft")**

*Lokalisation*

- In der Beugefalte seitlich am Handgelenk, auf der Innenseite einer tastbaren Sehne

*Pressurtechnik*

- Kräftige Stimulation mit dem Finger oder dem Stab möglich. Es empfiehlt sich auch den Punkt in Richtung Ellenbogen auf dem Meridian auszustreichen. Hierfür kann ein Massageöl verwendet werden. Liegt ein schneller Yang- Puls vor, so kann der Punkt und Meridian mit Pfefferminzöl oder Tiger-Balsam eingerieben werden um Linderung zu verschaffen.

*TCM Wirkung*

- Beruhigt Shen (den Geist)
- Reguliert das Herz-Qi
- Nährt Herz-Blut

*Einsatzmöglichkeiten*

- Herz - Disharmonien mit Geistesstörungen, Rhythmusstörungen, Schlafstörungen, Thoraxbeschwerden.
- Fülle- und Leere Muster (Herzhitze, Blut-, Qi-, Yin- und Yang Leere)
- Besonders beliebt ist der Punkt in der Behandlung von Süchten, hier kann er gut zur psychotherapeutischen Intervention eingesetzt werden. Ebenfalls gut verwendet werden kann er in der Behandlung von chronischen Schmerzsyndromen. Durch seine stimmungsaufhellende Wirkung, verbessert er das subjektive Schmerzempfinden des Patienten. Am Ohr findet sich „Shen men" in der Nähe des Oberschenkels. Er gilt in der chinesischen Ohrakupunktur als einer der effektivsten Punkte. Einige Therapeuten beziehen ihn wegen seines breiten Wirkspektrums grundsätzlich in ihr Punktkonzept mit ein (schmerzhemmend, entzündungshemmend, antiallergisch, geistberuhigend, Geistklärend). Er trägt zurecht den Beinamen „Tor der Götter"

*Westliche Diagnosen*

- Ein- und Durchschlafstörungen

- Funktionelle Herzrhythmusstörungen (bei unklaren Herzbeschwerden grundsätzlich kardiologische Abklärung zum Ausschluss von schwerwiegenden Herzerkrankungen)
- Koronare Herzerkrankungen
- Herzinfarkt Nachsorge
- Psychiatrische Erkrankungen wie Depressionen, Burn out, Bipolare Störungen, Traumatherapie, Verwirrtheitszustände. Auch hier gilt die sorgfältige Abklärung durch einen Facharzt. Chinesische Medizin sollte bei schwerwiegenden Erkrankungen nur eine ergänzende Maßnahme darstellen.
- Zusammen mit Milz 6 bildet Herz 7 eine gute Grundkombination zur Behandlung psychosomatischer Erkrankungen.
- Zur Stimmungsaufhellung bei chronisch kranken Patienten
- Zur Schmerztherapie → der medikamentöse Vergleich könnte hier Amitriptillin© sein
- Angstzustände

*Bemerkungen*

In einer Zeit, in der die Zahl an Burn-out, Depressionen, Angsterkrankungen und psychosomatische Leiden mit dem gesellschaftlichen Druck ständig steigen, gewinnt der Punkt ‚Shen men' immer mehr Priorität in der Therapie. Wie jüngst wissenschaftlich belegt, eignet sich die Behandlung von Akupunkturpunkten hervorragend in der begleitenden Therapie von psychiatrischen Krankheitsbildern.

*Weitere Punkte auf dem Herz- Meridian:*

<u>Herz 5</u>

2 Cun oberhalb von Herz 7 Richtung Ellenbogen. Er klärt sogenannte Herzhitze. Diese äußert sich durch schnellen Puls, Herzstolpern, Unruhe, Konzentrationsschwierigkeiten und psychische Labilität. Charakteristisch haben diese Patienten eine gerötete Zungenspitze. Herz 5 wird auch bei Störungen des Sprechens eingesetzt.

Herz 3

Liegt auf der Innenseite des Ellenbogens gegenüber von Dickdarm 11. Herz 3 wird eingesetzt bei lokalen Beschwerden des Ellenbogens oder Unterarms. Zudem beruhigt er den Geist und besänftigt unruhige wechselnde Gedanken.

### *13.6 Dünndarm-Meridian (DÜ)*

Der Dünndarm ist im chinesischen, wie auch ich westlichen Kontext maßgeblich an der Verdauung und der Verteilung der Nährstoffe beteiligt. Seelisch-geistig ist er für die Aufnahme der Gedanken zuständig. Die Verdauungsfunktion des Dünndarms in der westlichen Medizin ist im chinesischen Kontext eher der Milz zugeschrieben. Nichts desto trotz können Störungen im Dünndarmmeridian zu Malassimillation und Malabsorbtion (Fehlresorption der Nährstoffe im Darm) führen, welche schließlich eine Blutarmut durch Nährstoffmangel begünstigen, bzw. verursachen können. Diese Problematik kann allerdings ebenso durch eine einseitige schlechte Ernährung verursacht sein.

Des Weiteren kann eine Störung des Meridians rheumatische Erkrankungen, nervöse Störungen und Migräne zur Folge haben. Störungen im Leitbahnverlauf sind selbstverständlich immer möglich bei einer Dysbalance des Dünndarms.

Über den Dünndarmmeridian können Schmerzen des Nackens, der Schulter und des Kopfes besonders effektiv behandelt werden. Durch seine enge Verbindung zum Herzen kann Einfluss auf den Kreislauf genommen und die Psyche günstig beeinflusst werden. Gerötete Augen, Ohrenschmerzen und Steifheit der Gelenke des Armes sind ebenfalls Zeichen einer Dünndarmstörung.

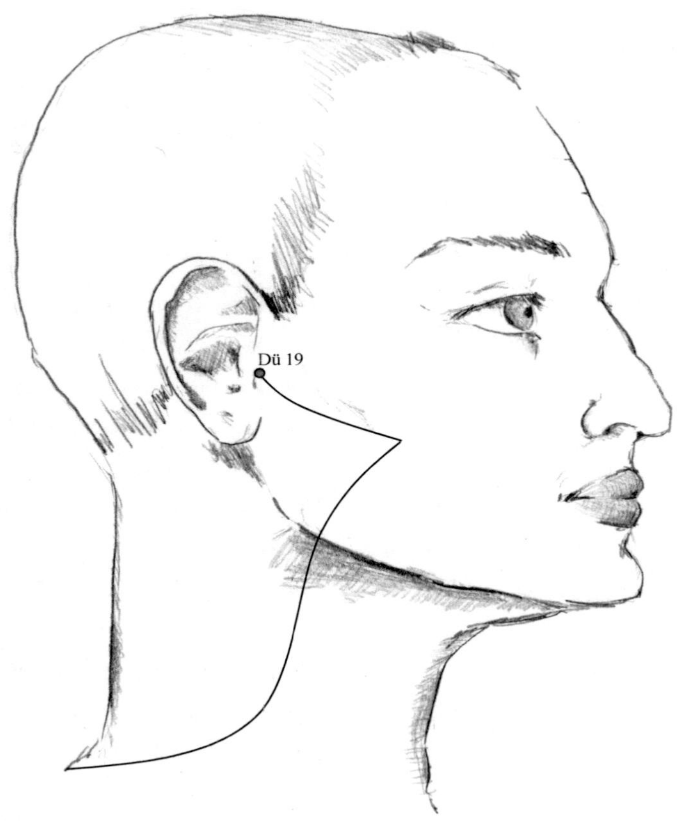


Dünndarmmeridian

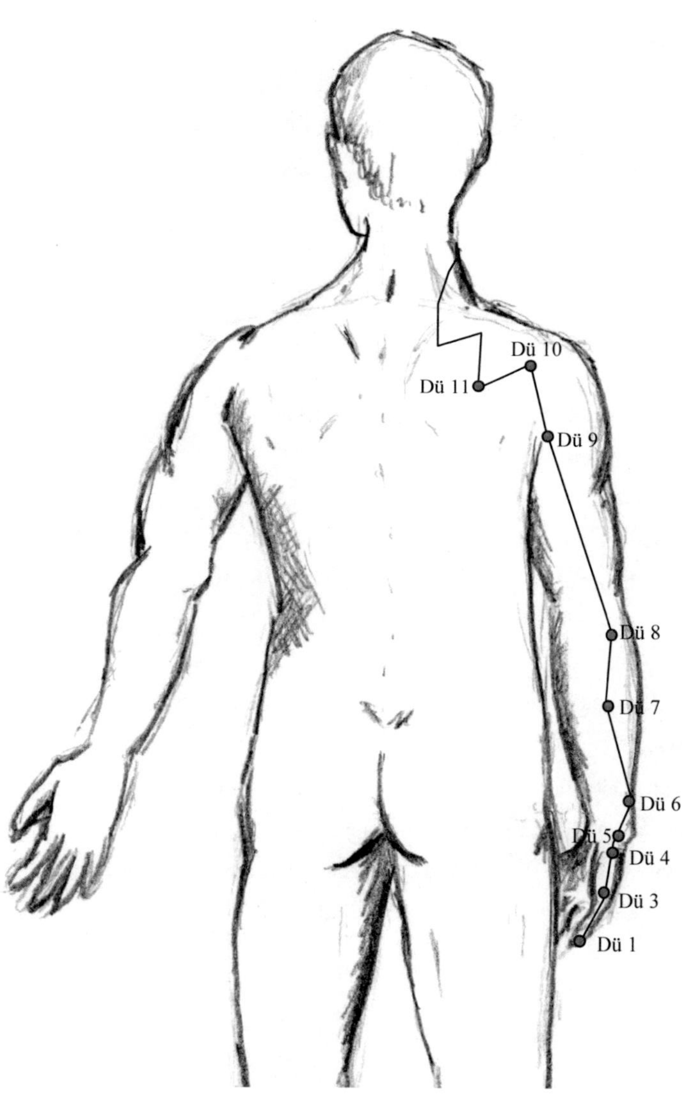


Dünndarmmeridian

**Dünndarm 3 „Hou Xi“ („hinterer Schluchtenbach“)**

*Lokalisation*

- Der Punkt liegt an der äußeren Handkante, bei Faustschluss am Ende einer Hautfalte die sich Unterhalb des Kleinfingergrundgelenks bildet.

*Pressurtechnik*

- Kräftige Stimulation mit dem Akupressurstab vorteilhaft

*TCM Wirkung*

- Öffnungspunkt des DU MAI, reguliert somit Rückenleiden
- Eliminiert pathogenen Wind und Hitze
- Klärt den Geist und unterstützt das Shen
- Befreit den Nacken und den Hinterkopf
- Befreit die Leitbahnen und Netzgefäße und lindert Schmerz

*Einsatzmöglichkeiten*

- Störungen des Geistes (Shen) mit Verwirrtheit, Konzentrationsschwierigkeiten und Wortfindungsstörungen.
- Störungen im Leitbahnverlauf: Ohrerkrankungen, Tinnitus, Augenerkrankungen, insbesondere entzündlicher Genese. Migräne
- Stagnationen/ Wind im HWS- Bereich, welche sich schmerzhaft äußern.
- Besonders gut einsetzbar bei pathogenem Wind

*Westliche Diagnosen*

- HWS-Syndrom, HWS-Schulter Syndrom
- Okzipital Kopfschmerzen, Kopfschmerz entlang der Leitbahn
- Cervikal bedingter Schwindel
- Ohrerkrankungen, Tinnitus
- Rückenschmerzen allgemein, besonders effektiv ist Dü 3, wenn er gemeinsam mit Punkten des DU MAI genadelt wird.
- Allgemein kann Dü 3 auch zur Spasmolyse eingesetzt werden

- Migräne- hier werden zusätzlich noch druckdolente Punkte auf der Leitbahn am Schädel gestochen.
- Konzentrationsstörungen

*Anmerkungen*

Durch seine besondere Beziehung zur DU MAI Leitbahn empfiehlt sich Dü 3 bei jeglichen Erkrankungen und Schmerzzuständen des Rückens. Bei schmerzhaften Störungen der HWS ist er einer der wichtigsten Fernpunkte.

*Weitere Punkte auf dem Dünndarm- Meridian:*

Dünndarm 12

Dieser Punkt liegt im hinteren Schulterbereich. Oft ist er deutlich druckempfindlich. Eingesetzt wird er beim Schulter- Nacken Syndrom und lokalen Schulterbeschwerden,

Dünndarm 19

Dieser Punkt wirkt lokal sehr gut bei Ohrenbeschwerden und Schmerzen des Kiefers. Er sollte mit leichtem bis mäßigen Druck behandelt werden. Direkt neben ihm liegen Punkte des 3- fachen Erwärmers und der Gallenblase. Akupressiert man diesen Punkt großflächiger nimmt man also auch Einfluss auf diese Meridiane.

### *13.7 Blasen-Meridian (BL)*

Der Blasenmeridian als Hohlorgan im Funktionskreis Blase/Niere nimmt einen hohen Stellenwert in der Akupunkturbehandlung ein, da er sich über den gesamten Rücken zieht und somit in der Therapie von Rückenschmerzen unverzichtbar ist. Er beginnt am Auge, zieht über den Kopf und endet mit dem 67. Punkt am kleinen Zeh. Er ist somit auch der längste aller Meridiane. An seinen inneren Ästen 2 Cun seitlich entlang der Wirbelsäule, beherbergt er die sogenannten Shu- oder Zustimmungspunkte der einzelnen Organsysteme.

Diese haben, abgesehen von der lokalen Wirkung, einen direkten Einfluss auf die inneren Organe. Veranschaulicht werden kann dies auch gut über die einzelnen Segmentabschnitte der Spinalnerven.

Die Blase steuert die Ausscheidung des von der Niere kommenden Urins. Sie sorgt außerdem für die korrekte Verteilung der Körperflüssigkeiten und somit zu einem ausgeglichenen Wasserhaushalt. Des Weiteren ist sie beteiligt am Hormonhaushalt und hat eine Beziehung zum vegetativen Nervensystem.

Eine Störung im Blasenmeridian kann sich in sämtlichen schmerzhaften Ereignissen im Leitbahnverlauf präsentieren. Kopfschmerzen, LWS-, BWS- und HWS Beschwerden sind typisch für eine Störung in der Leitbahn. Aber auch Hämorrhoiden, Wadenkrämpfe, Fersenschmerzen, Impotenz und Frigidität zählen zu seinen Erscheinungsmustern.
Im psychisch-seelischen Kontext äußern sich Ungleichgewichte in allgemeiner Überempfindlichkeit, Schreckhaftigkeit und Angst.

Westliche Diagnosen welche mit dem Blasenmeridian in Verbindung gebracht werden:

- Lumbago, Lumboischialgie, Bandscheibenvorfall
- Muskuläre Dysbalancen der Rückenmuskulatur
- HWS-, BWS- und LWS Syndrom
- Hämorrhoiden
- Angststörungen
- Impotenz, Frigidität
- Okzipital Kopfschmerz, Spannungskopfschmerz
- Fersensporn
- Achillessehnenruptur
- Wadenkrämpfe

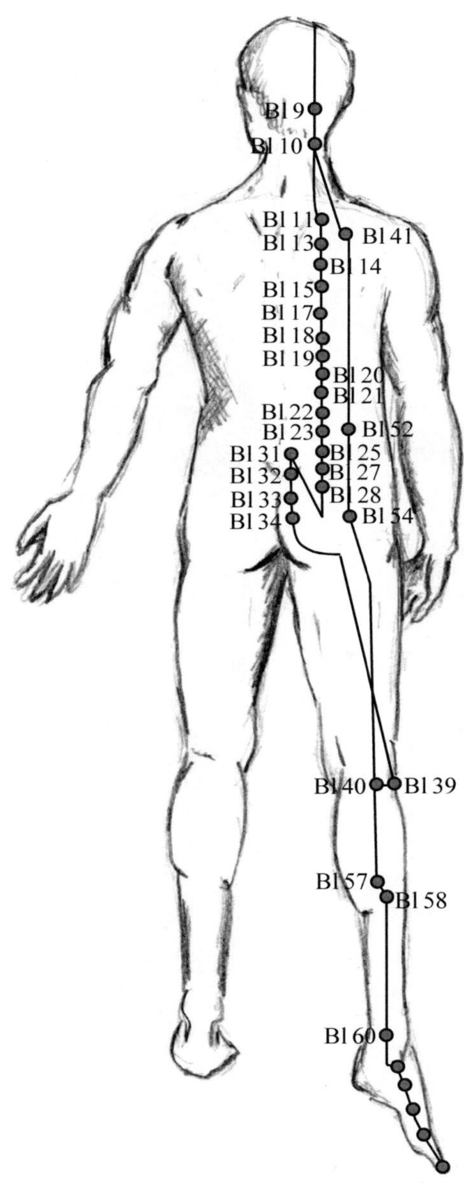


Blasenmeridian

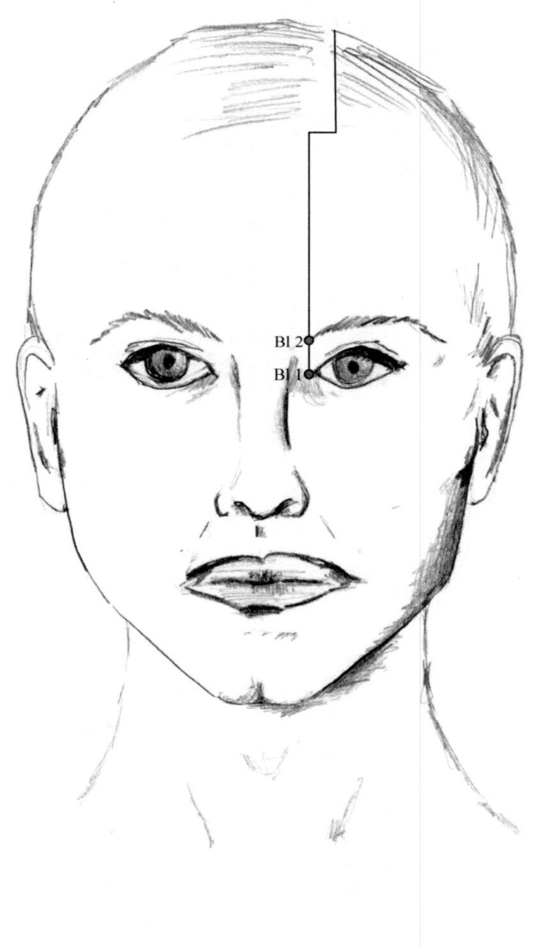


Blasenmeridian

**Blase 60 „Kunlun" („Kunlun-Gebirge")**

*-Die Stütze des Himmels-*

*Lokalisation*

- In der Mitte zwischen Sprunggelenk und Achillessehne, auf der Außenseite gegenüber von Niere 3.

*Pressurtechnik*

- Kräftige Stimulation möglich. Es kann auch gleichzeitig der Punkt Niere 3 behandelt werden indem man eine Art Zangengriff anwendet. Bei Schmerzen in der Leitbahn welche durch Kälte und Zugluft ausgelöst wurden kann auch moxibustiert werden.

*TCM Wirkung*

- Stärkt die Nieren und den unteren Rücken
- Zerstreut Wind
- Klärt Hitze in Nieren und Blase
- Transformiert Feuchtigkeit
- Beschleunigt die Wehentätigkeit während der Geburt
- Klärt Obstruktionen in der Leitbahn
- Bewegt Blut im Uterus
- Entspannt die Sehnen

*Einsatzmöglichkeiten*

- Kälteproblematik/ Hitzeproblematik in Nieren und Blase
- Obstruktionen der Leitbahn mit schmerzhaften Prozessen
- Besondere Wirkung auf den unteren Rücken
- Fernpunkt für die HWS

*Westliche Diagnosen*

- Ischialgie, Lumboischialgie
- HWS-Syndrom, okzipitale Kopfschmerzen
- Tortikollis

- Lokalpunkt bei Distorsion und Schmerzzuständen des Sprunggelenks
- Paresen der unteren Extremität
- Tendinitis der Achillessehne

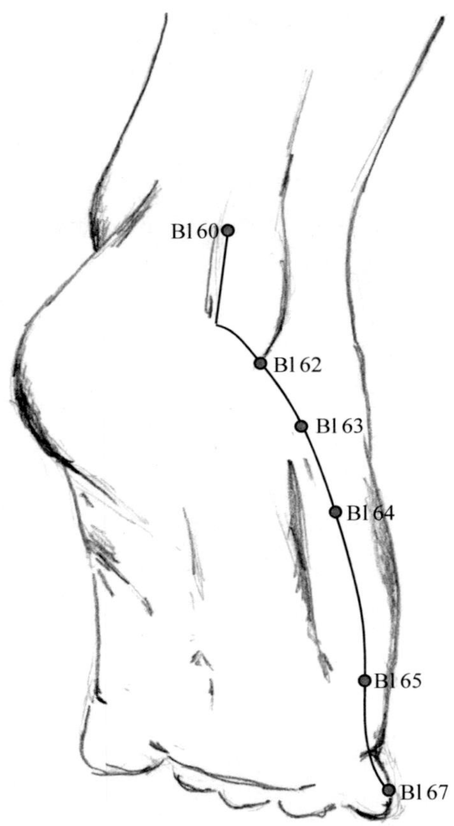


Blasenmeridian

*Anmerkungen*

Kontraindiziert in der Schwangerschaft, da die Auslösung einer Frühgeburt möglich erscheint. Ansonsten darf dieser Punkt großzügig bei Erkrankungen des Rückens mit ins Behandlungskonzept einbezogen werden.

*Weitere Punkte auf dem Blasen – Meridian:*

Blase 2

Dieser Punkt, auf der Innenseite am Ende der Augenbraue, eignet sich besonders gut um lokale Beschwerden zu lindern. Dazu zählen sämtliche Störungen der Augen sowie Kopfschmerzen im Stirnbereich.

Blase 40

Blase 40 liegt in der Mitte der Kniekehle und kann mittelstark bis stark stimuliert werden. Er gilt als einer der wichtigsten Fernpunkte für den gesamten Rücken. Besonders gut eignet er sich in der Therapie von schmerzhaften Beschwerden der unteren Wirbelsäule. Er kann in der kalten Jahreszeit und bei Verschlimmerung der Beschwerden durch Kälte großzügig moxibustiert werden.

Blase 10

Dieser Punkt im Nacken, seitlich der Halswirbelsäule unter dem deutlich tastbaren Schädelknochen, hilft besonders effektiv bei Schmerzen der Halswirbelsäule und des Kopfes.

Die restlichen wichtigen Rückenpunkte werden im Kapitel Shu- Punkte besprochen.

### *13.8 Nieren-Meridian (NI)*

Die Nieren, auch oft benannt als die Quelle menschlichen Lebens, sind verantwortlich für die Fortpflanzung und somit im weiteren Sinne für die Erhaltung menschlichen Daseins. Die Nieren beinhalten die sogenannte Erbenergie, also die Menge an Energie, die wir von unseren Eltern geerbt haben und bis zu unserem Tod ins uns tragen. Das ist Jing – die Essenz. Jing ist verantwortlich dafür das Ming men (das ministerielle Feuer) brennt und nicht erlischt.

Dieses Feuer brennt im unteren Erwärmer, also dem Becken und ermöglicht das Leben. Man könnte es sicherlich auch als Flamme des Lebens, oder Lebensfeuer übersetzen. Brennt dieses Feuer zu stark, so verdampft es auch die Nierenkraft und der Patient wird nicht sehr lange leben. Es gibt etliche Verfehlungen, welche dieses Feuer zu stark brennen lassen und die Nierenenergie schädigen, zu viel Sex, zu viele Jing Räuber wie Kaffee, Alkohol, Drogen, ganz besonders stimulierende Substanzen wie Kokain und zu wenig Schlaf, die Nächte werden durchgefeiert.

Jing wird uns von unseren Eltern bei der Geburt mitgegeben, es gibt zwar Möglichkeiten Jing wieder etwas aufzufüllen, aber letztlich wird es immer irgendwann verbraucht sein, das heißt jeder wird einmal sterben. Da die Niere also als eine Art Energiespeicher angesehen wird, beeinflusst sie die Vitalität und Lebendigkeit.

Eine weitere Aufgabe besteht in der Sekretion und Kontrolle von Hormonen, somit ist der Nierenmeridian direkt an dem Prozess der Stress Zu- und Abnahme beteiligt.

Wie bereits oben erwähnt steuert die Niere Vererbung und Fortpflanzung, daher ist sie verantwortlich für Sexualität. Sexuelle Unter- oder Überfunktion deuten auf Dysbalancen der Niere hin.

Im seelisch-geistigen Kontext ist es so, dass die Nieren „Zhi“ beherbergen, Zhi wird unterteilt in Yin- und in Yang-Zhi. Yang-Zhi steht für die Willenskraft und das Yin-Zhi für die Kraft des „Akzeptieren können“.

Der Wille-Yang Zhi treibt uns Menschen voran und gibt uns das Rückgrat, hinter dem zu stehen, was wir erreichen möchten.

Yin Zhi hingegen befähigt dazu, unabänderliche Veränderung im Leben zu akzeptieren, beispielsweise das Altern. Durch diese grenzenlose Akzeptanz des Lebens entsteht eine Art inneren Urvertrauens. Und dieses Urvertrauen schafft Raum für innere Ruhe, Sicherheit und Stabilität.

Störungen des Nierenmeridians zeigen sich häufig in schwächliche, bleiche Gesichtsfarbe, dunkle Augenringe, kalte oder sehr heiße Füße, allgemeine körperliche Schwäche, Erschöpfung, Beschwerden im unteren Rückenbereich, Störungen welche mit der Sexualität in Verbindung gebracht werden, sowie Ängste.

Westliche Diagnosen, welche mit dem Nierenmeridian in Verbindung gebracht werden:

- Lumbago, Lumboischialgie
- Schwäche der Knie – Arthrose- Schmerzende Kniegelenke
- Impotenz, Frigidität, Sterilität
- Störungen im Urogenitaltrakt z.B. rezidivierende Blasenentzündungen, häufige Pilzinfektionen, Prostatadynie
- Angststörung
- Depressivität mit Antriebsarmut und Müdigkeit bei einer Störung des Yang Zhi
- Depressivität mit Zwangsstörungen, innerer Unruhe und Nervosität bei einer Störung des Yin Zhi

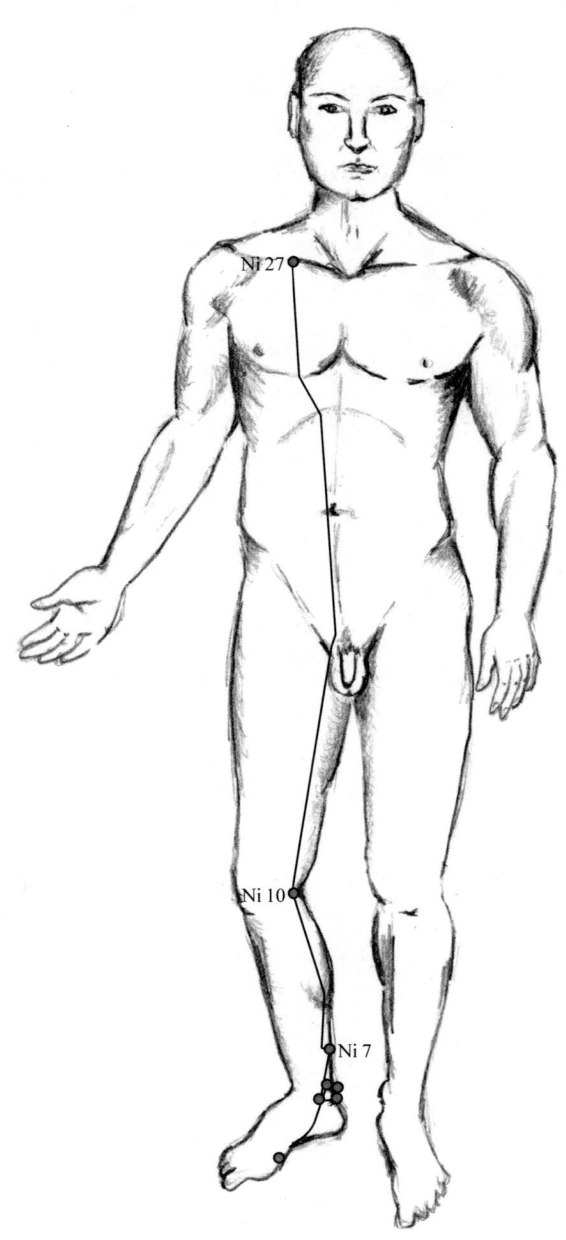


Nierenmeridian

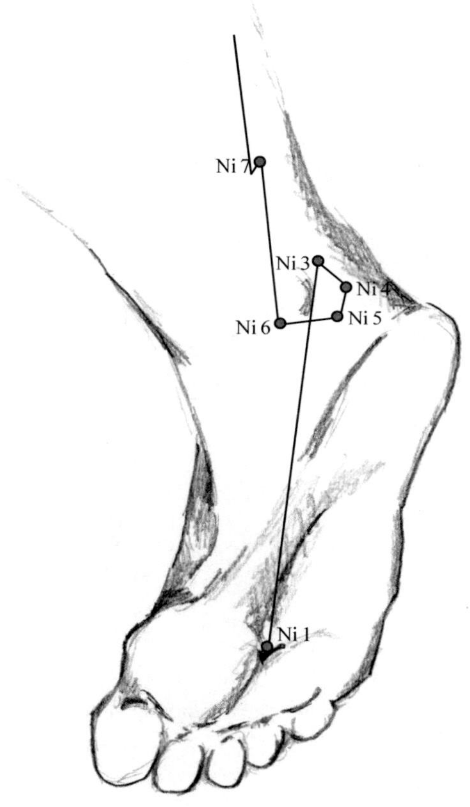


Nierenmeridian

**Niere 3 „Tai Xi“ („Großer Schluchtenbach“)**

*Lokalisation*

- Gegenüber von Blase 60 „Kunlun“. Die Mitte der Verbindungslinie der größten Erhebung des Sprunggelenks und der Achillessehne.

*Pressurtechnik*

- Niere 3 kann kräftig stimuliert werden und im Zangengriff zusammen mit Blase 60 verwendet werden.

*TCM Wirkung*

- Nährt das Nieren Yin und das Nieren Yang
- Tonisiert die Nieren allgemein
- Klärt Mangel-Hitze der Nieren
- Stärkt die LWS Region
- Unterstützt die Essenz –Jing
- Unterstützt die Knochen und das Nervensystem

*Einsatzmöglichkeiten*

- Nieren Schwäche mit Erschöpfung
- Nieren Essenz Leere mit Schmerzen und Schwäche der LWS Region und vorzeitigen Alterungsprozessen
- Nieren Yin Schwäche mit Hitze Symptomatik und Zeichen einer Nieren Schwäche mit LWS Symptomen, Erschöpfung etc.
- Nieren Yang Schwäche mit Kälte Symptomatik und Zeichen einer Nieren Schwäche mit LWS Symptomen, Erschöpfung etc.

*Westliche Diagnosen*

- Erkrankungen psychosomatisch assoziiert
- Angststörungen, Existenzangst
- Chronische Lungenerkrankungen wie z.B. Asthma bronchiale
- Chronische Erkrankungen des Ohres z.B. Tinnitus
- Impotenz, Frigidität
- Chronische LWS Beschwerden
- ISG-Blockaden, ISG Reizung
- Harnwegsinfekt, Zystitis, Prostatitis, Pilzinfektionen des Genitaltraktes
- Schmerzhafte Affektionen des Sprunggelenks

- Beschwerden im Leitbahnverlauf

*Anmerkungen*

Besonders hilfreich zeigt sich Niere 3 als Zusatzpunkt bei Lungenerkrankungen. Da die Niere das himmlische Qi aus der Lunge empfängt, muss die Lunge das Atem Qi nach unten zur Niere abführen. Besteht eine Störung der Niere, kann diese das Qi nicht empfangen und es kommt zu Atemstörungen.

*Weitere Punkte auf dem Nieren – Meridian:*

<u>Niere 1</u>

Direkt in der Mitte der Fußsohle in einer kleinen Vertiefung auf Höhe der Fußzehengrundgelenke. Dieser Punkt ist bekannt dafür, dass er überschießendes Qi, wie beim Bluthochdruck schnell wieder nach unten holen kann. Somit ist er angezeigt bei Kopfschmerzen, starker Übererregung, schnellem Puls. Wird er moxibustiert so wärmt er den ganzen Körper sehr tief von innen heraus und verschafft Linderung bei Kältekrankheiten.

<u>Niere 7</u>

Dieser Punkt liegt genau 2 Cun über Niere 3 und kann bei Menschen verwendet werden um die Niere zu stärken. Er hilft bei frösteln, Schmerzen der LWS, rezidivierenden Harnwegsinfekten und Pilzerkrankungen der Vagina. Psycho- emotional stärkt er das Urvertrauen und besänftigt Ängste. Er kann mit etwas Öl massiert werden und Richtung Niere 3 ausgestrichen werden. Hierfür eignen sich wärmende Öle und Lotionen- ggf. mit etwas Teufelskralle.

### *13.9 Perikard-Meridian (PE)*

Der Perikardmeridian, auch Kreislaufmeridian genannt, zieht von der Brust über den gesamten Arm und endet am Nagelrand des Mittelfingers. Er steuert die Funktion der Blutgefäße, in Konsequenz also auch die Herzkranzgefäße. Somit pflegt er eine enge Beziehung zum Herzen. Nicht selten werden Herzbeschwerden über den Kreislaufmeridian behandelt.

Darüber hinaus wirkt er auf die Verdauung und liefert den Geschlechtsorganen Energie für ihre Arbeit. Im Wandlungsphasenmodell entsprechen der Kreislauf- und der 3-Erwärmermeridian dem Feuerelement. Man könnte die beiden Meridiane auch als Zusatzmeridiane bezeichnen, da sie keine ganz klare Lokalisation im Körper haben. Sie sind überall präsent, Blutgefäße fließen nahezu in jeder Struktur des menschlichen Körpers.

Störungen des Meridians zeigen sich besonders in Beschwerden im Leitbahnverlauf, Schmerzen und Engegefühl in der Brust (Angina Pectoris), Beschwerden der Arminnenseite (Sensibilitätsstörungen), Bewegungsstörungen, Schmerzen, Kreislaufschwäche, Herzrhythmusstörungen (Tachykardie), Palpitationen, Psychovegetative Störungen.

Westliche Diagnosen welche mit dem Kreislaufmeridian in Verbindung gebracht werden:

- Interkostalneuralgie
- Angina Pectoris
- Tachyarrthymie, Tachykardie, Palpitationen
- Herzneurose
- Sehnenscheidenentzündung des Handgelenks
- Karpaltunnelsyndrom
- Innere Unruhe, Angstgefühle
- Schmerzen im Epigastrium

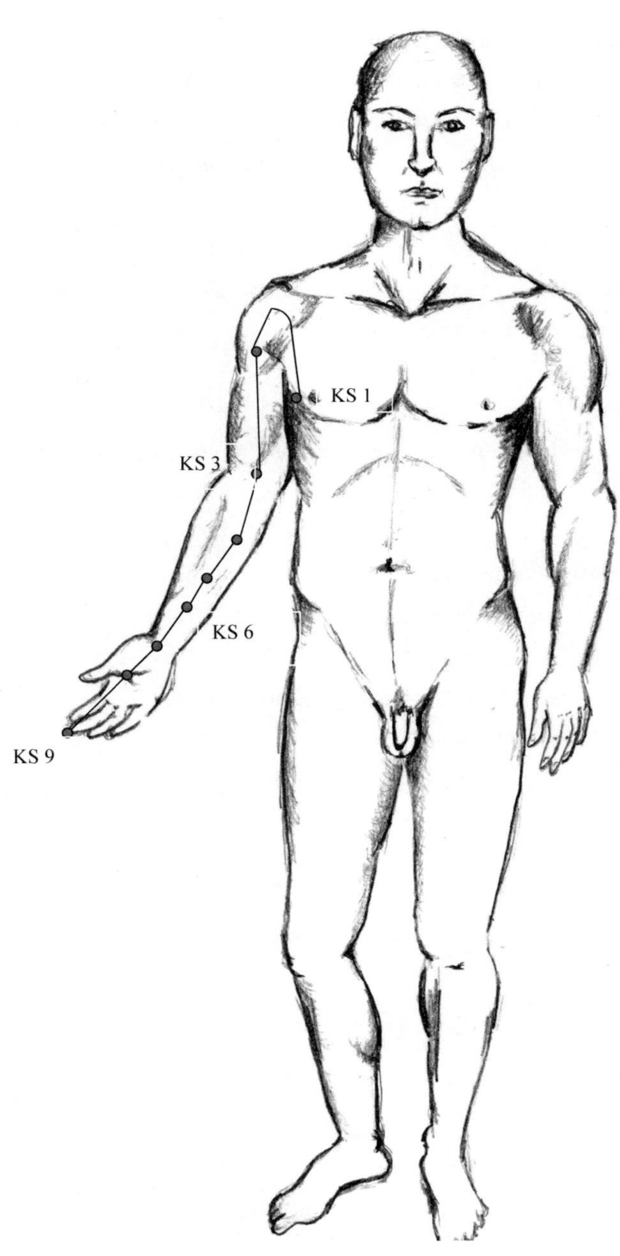


Perikardmeridian

**Kreislauf 6 „Neiguan“ („innere Schranke“)**

*„Neiguan ist die Mutter des Blutes und der Beschützer des Herzen!“*
*-Zitat aus dem gelben Kaiser der inneren Medizin-*

*Lokalisation*

- 2 Cun oberhalb der Handgelenksbeugefalte zwischen zwei Sehnen. Oft findet sich eine tastbare Vertiefung an der Stelle.

*Pressurtechnik*

- Kräftige Stimulation mit dem Finger und dem Akupressurstab möglich.

*TCM Wirkung*

- Ernüchtert das Shen und beseitigt Unruhe
- Beruhigt das Herz und entspannt die Brust
- Zerstreut pathogene Hitze
- Korrigiert gegenläufiges Qi, reguliert den Qi Fluss
- Reguliert Magen und Därme
- Stärkt/Harmonisiert das Herz

*Einsatzmöglichkeiten*

- Hitze im Herzen
- Gegenläufiges Magen-Qi
- Herz- Yin Mangel
- Obstruktionen der Leitbahn
- Lokalpunkt bei Karpaltunnelsyndrom

*Westliche Diagnosen*

- Übelkeit und Erbrechen
- Thoraxschmerz, Atemabhängige Schmerzen
- Herzrhythmusstörungen

- Funktionelle Herzbeschwerden
- Psycho-vegetativ ausgleichende Wirkung
- Karpaltunnelsyndrom
- Handgelenksaffektionen
- Angina pectoris
- Depressive Verstimmung

*Anmerkungen*

KS 6 ist ein Punkt mit einem außerordentlich breiten Wirkspektrum. Seine Wirkung ist gut erforscht. Er wird besonders gerne als Anti-Übelkeitspunkt eingesetzt. Er ist zur Behandlung von Reiseübelkeit und Schwangerschaftserbrechen hervorragend geeignet.

*Weitere Punkte auf dem Kreislauf – Meridian:*

Alle anderen Punkte auf dem KS- Meridian können zur Therapie von lokalen Beschwerden wie Schmerzen genutzt werden. **Kreislauf 3** in der Ellenbeuge ist besonders günstig um schnell Herz-Hitze zu klären, also bei schnellem Puls, Brustenge, hohem Blutdruck oder auch bei schwerer Atmung. Dies sind allerdings Beschwerden bei denen eine Vorstellung beim konventionellen Arzt nötig ist.

### *13.10 3-Erwärmer-Meridian (3E)*

Der 3-Erwärmer Meridian ist ein übergeordneter Meridian. Wie auch der Kreislaufmeridian bezieht er sich auf den gesamten Körper. Manche Autoren vergleichen ihn mit dem Bindegewebe, wieder andere stellen einen Vergleich zum Lymphsystem. Er kontrolliert mit Lunge und Niere den Wasserhaushalt und steht in enger Verbindung zum Immunsystem.

Der 3-fache Erwärmer unterteilt sich in 3 Teile:

- Der obere Erwärmer beeinflusst die Atmung und Herz.
- Der mittlere Erwärmer beeinflusst die Verdauung – Milz und Leber.
- Der untere Erwärmer beeinflusst die Niere und Ausscheidung.

Der 3-fache Erwärmer sammelt und reguliert Körperenergien, er sorgt außerdem für ein harmonisches Gleichgewicht zwischen „Oben, Mitte und Unten“ und kontrolliert die Körpertemperatur.

Störungen des Meridians ähneln dem des Dünndarmmeridians und können sich folgendermaßen äußern: Schmerzen, Entzündungen, Verspannungen und Irritationen im Schulter-Nacken Bereich, Lymphangitis, Allergien und Hautstörungen, Schwindel, Kälteempfindlichkeit und Abneigung gegen Wind und Feuchtigkeit, Sonstige Affektionen der Leitbahn.

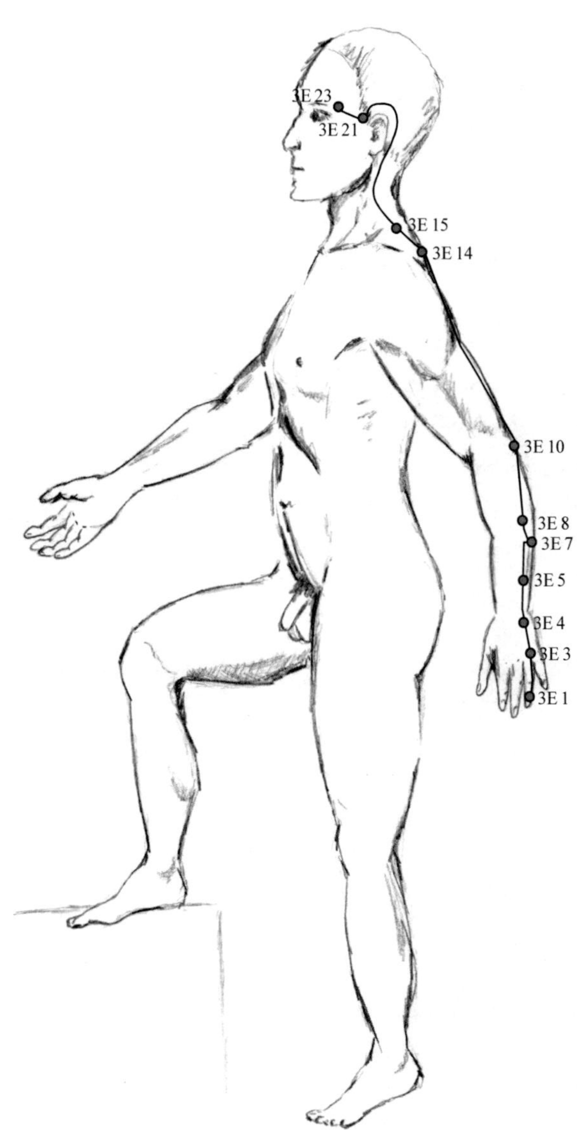


3-Erwärmer-Meridian

**3-Erwärmer 5 „Waiguan“ („äußeres Grenztor“)**

*Lokalisation*

- 2 Cun oberhalb der Handwurzelquerfalte des Handrückens, zwischen den Unterarmknochen, Radius und Ulna in einer tastbaren Vertiefung.

*Pressurtechnik*

- Kräftige Akupressur mit Finger oder Stab möglich

*TCM Wirkung*

- Stärkt die äußere Schicht, tonisiert das Wei-Qi (Abwehr-Qi/Immunsystem)
- Eliminiert Wind und Hitze
- Macht die Leitbahn durchgängig
- Klärt den Kopf und die Augen
- Behebt Stagnationen in Kopf- und Nackenbereich

*Einsatzmöglichkeiten*

- Wind-Kälte –frösteln, kälte Abneigung (Grippaler Infekt)
- Wind-Hitze Angriff auf Augen und Haut
- Bi-Syndrome (Rheumatische Erkrankungen) – Beschwerden durch Wind, Kälte und Feuchtigkeit
- Fülle- Muster – Aufsteigendes Leber Yang, Leber Qi Stagnation, Hitze, Wind
- Obstruktionen der Leitbahn

*Westliche Diagnosen*

- Grippaler Infekt, Erkältungskrankheit
- Erkrankungen aus dem Rheumatischen Formenkreis – 3E5 gilt auch als „Meisterpunkt gegen Rheuma“
- Fibromyalgie
- Ohrerkrankungen
- Kopfschmerzen, insbesondere bei halbseitigen Zephalgien
- Wetterfühligkeit

- Reguliert das Immunsystem
- Lokalpunkt bei Schmerzen des Unterarms und Handgelenks

*Anmerkungen*

Wie oben bereits Erwähnt wird 3E5 auch als „Meisterpunkt rheumatischer Beschwerden" beschrieben. Zudem besitzt er in der Störherdakupunktur die Eigenschaft alle Störherdgeschehen im Körper kurzfristig zu „löschen". In der Therapie von Migräne sollte er in jedem Fall bedacht werden.

*Weitere Punkte auf dem 3 Erwärmer – Meridian:*

<u>3 Erwärmer 3</u>

Auf der Handrückseite zwischen den Knochen die zu Ringfinger und kleinem Finger führen, in einer tastbaren Vertiefung. Er gilt als besonderer Punkt bei Ohrerkrankungen und sollte daher bei jedem Leiden dieser Art akupressiert werden. Bei Allergien empfiehlt es sich 3 Erwärmer 3 zusammen mit 3 Erwärmer 5 zu behandeln.

<u>3 Erwärmer 23</u>

Dieser Punkt seitlich der Augen kann behandelt werden, um Störungen der Augen zu lindern, sowie Kopfschmerzen und Migräne.

### *13.11 Gallenblasen-Meridian (GB)*

Die Gallenblase als Kopplungsorgan der Leber entspricht der Jahreszeit des Frühlings. Das bedeutet, sie lässt sich schnell durch Wind „ärgern“ und wird geschwächt durch ein Übermaß an Wut, Frustration und „nicht erfüllten Erwartungen“. Im Umkehrschluss verursacht eine Schwäche der Gallenblase Frustration und „schnelle Entmutigung“ des Betroffenen. In der Physiologie speichert und sezerniert die Galle und unterstützt somit die Verdauungsfunktion. Kommt es zu einer Störung der Gallenblase kann es zu Übelkeit, Völlegefühl und Aufstoßen kommen.

Im seelisch-geistigen Kontext sorgt die Galle für Mut und Initiative. Typisch für eine Störung der Gallenblase ist, dass der Betroffene sich kaum für etwas entscheiden kann. Sie ist damit zuständig eine Art „inneren Plan“ zu formen.

Kommt es zu einer Störung des Gallenblasenmeridians, so ist es möglich, dass sich eine Vielzahl von Symptomen präsentiert. Dadurch, dass häufig Wind an pathologischen Prozessen beteiligt ist, wechseln die Symptome und Beschwerden oft schnell in Lokalisation und Intensität.

*„Die Symptome sind die der Wind, sie ziehen umher und machen kaum Halt“*

Es kommt vor allem zu Beschwerden des Bewegungsapparates, wie z.B. Myalgien, Schmerzen der großen und/oder kleinen Gelenke, Kopfschmerz, besonders seitlich und am Hinterkopf, Nackenbeschwerden, Schmerzen des Thorax, der Flanken und der Ileosakralgelenke.

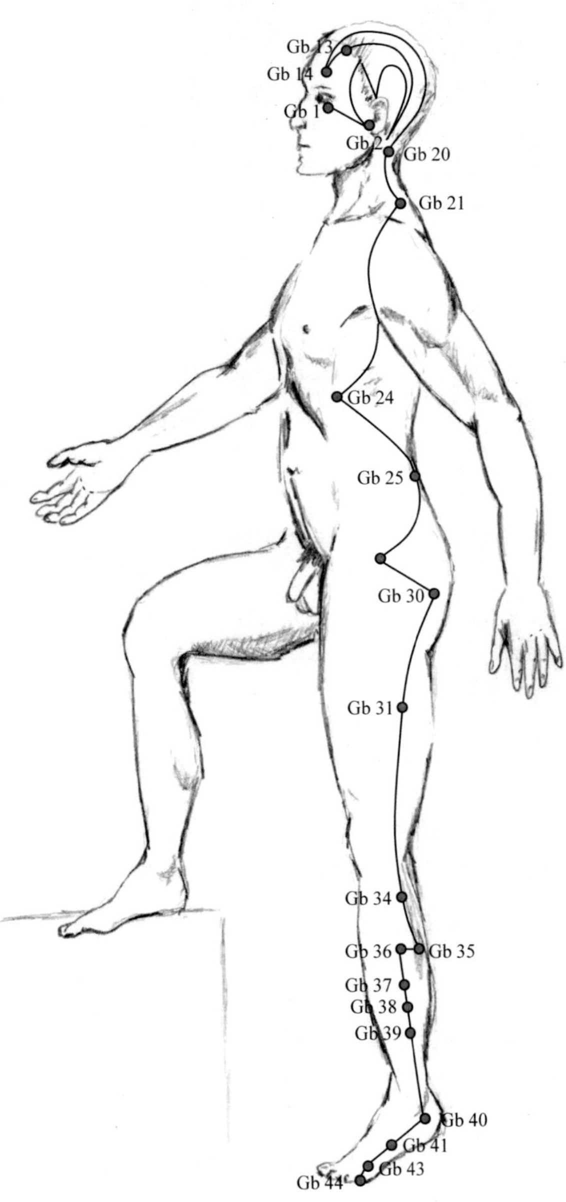


Gallenblasenmeridian

## Gallenblase 34 „Yang Ling Quan" („Quelle am Yang-Hügel")

*Meisterpunkt der Sehnen und Muskeln*

*Lokalisation*

- In einer Mulde etwa 1 Cun vor und unter dem Fibulaköpfchen (ein tastbares Knochenköpfchen unter der Kniescheibe etwas seitlich nach außen).

*Pressurtechnik*

- Kräftige Stimulation möglich, bei Beschwerden, die sich durch Kälte verschlimmern, ist es auch möglich Moxa anzuwenden.

*TCM Wirkung*

- Entspannt die Sehnen und Muskeln
- Vertreibt pathogene Faktoren, vor allem aber Wind
- Klärt Feuchte-Hitze
- Reguliert das Leber-Qi, löst Stagnationen der Leber

*Einsatzmöglichkeiten*

- Leber-Qi Stagnation
- Bi Syndrom (Rheumatische Erkrankungen)
- Feuchte Hitze in Leber und Gallenblase
- Blut-Leere – Blut ist nicht im Stande die Muskeln zu ernähren

*Westliche Diagnosen*

- Muskuläre Verspannungen, muskuläre Dysbalance, Fibromyalgie,
- Arthrose, Arthritis, Ileosacralgelenksblockade
- Intercostalneuralgien, Schmerzen der Thorakalen Muskulatur
- Rheumatismus
- Gallenblasenentzündung, Hepatitis, Ikterus, Gallenkolik
- Flankenschmerz
- Schmerzen und Affektionen im Leitbahnverlauf

- Muskuläre Verspannungen – psychosomatisch ausgelöst durch Wut, Frustration und unterdrückten Hass.
- Psychosomatisch wirksam

*Anmerkungen*

Da heutzutage sehr viele Menschen unter einer Leber-Qi Stagnation und den daraus resultierenden muskulären Beschwerden leiden, sollte Gb 34 immer mit in Erwägung gezogen werden.

*Weitere Punkte auf dem Gallenblasen – Meridian:*

Gallenblase 30

Seitlich des großen Gesäßmuskels, mittig lokalisiert. Dieser Punkt muss sehr kräftig stimuliert werden. Bei älteren Menschen ist die Moxibustion sehr empfehlenswert. Er wirkt besonders gut locoregional bei Schmerzen der unteren Wirbelsäule und Ileosakralgelenke. Auch wenn der Patient klagt, der Schmerz ziehe in die Beine, sollte GB 30 stets behandelt werden.

Gallenblase 21

Auf der Mitte des großen Trapezmuskels, zwischen Halswirbelsäule und Schultergelenk, liegt GB 21. In aller Regel ist er druckempfindlich und kann daher gut und zuverlässig gefunden werden. Er kann bei Schmerzen von Schulter und Nacken eingesetzt werden unter starker Stimulation.

### *13.12 Leber-Meridian (LE)*

Die Leber spielt in der Therapie eine außerordentlich wichtige Rolle, da sie praktisch in allen Krankheitsprozessen involviert ist. Durch Krankheit entsteht ein Defizit, dieses Defizit sorgt dafür, dass sich der Betroffene einschränken bzw. an seine Erkrankung anpassen muss. Eine Einschränkung ist meist gekoppelt mit dem Gefühl der Frustration und den „nicht erfüllten Erwartungen". Wir leben in ständiger Erwartung an unseren Körper, dass dieser gefälligst auch gut zu funktionieren hat. Erst wenn er einmal an irgendeiner Stelle streikt, bemerken wir, wie sehr uns z.B.

eine Verletzung am Finger begrenzen kann. Diese Frustration fängt an die Leber anzugreifen, es kommt zu einer Leber-Qi Stagnation, welche bewirkt, dass Qi nicht mehr frei fließen kann. Die Leber ist dafür zuständig, dass Qi harmonisch und frei im Körper fließen kann und alle Körperfunktionen ausgeführt werden können. Stagniert die Leber, kann es zu Stauungen und Blockaden kommen.
Die Leber speichert außerdem Blut (Xue). Durch diese Speicherfunktion ist sie im Stande, Defizite des Blutvolumens auszugleichen und zu regulieren. Ruht der Körper und es wird nicht mehr so viel Blut benötigt, fließt es in die Leber zurück, kann sich dort regenerieren und wird bei Bedarf wieder erneut in den Blutkreislauf abgegeben. Somit sorgt eine gesunde Leber für Vitalität und Kraft in den Extremitäten. Bei Leber-Blut Mangel kann es zu Schwäche der Arme und Beine, Kraftlosigkeit, Sensibilitätsstörungen, Koordinationsstörungen und Schwindel kommen. Kennzeichnend für einen Leber- Blut Mangel sind Augenflimmern, bzw. schwarze Mücken sehen (Mouches volantes), sowie eine erhöhte Lichtempfindlichkeit (der Betroffene wird nachts von entgegenkommenden Fahrzeugen geblendet).
Im seelisch-geistigen Kontext beherbergt die Leber Hun, die Wanderseele. Die Wanderseele ist der seelische Anteil, welcher nach unserem Tod von uns übrigbleibt und den Körper verlässt. Hun wird mit „Wolke“ übersetzt, was die seelische Bedeutung gut versinnbildlicht. Sie wird weiterwandern, bis wir irgendwann wiedergeboren werden. Des Weiteren beeinflusst sie unsere Emotionen, die Durchsetzungskraft, Angewohnheiten, die Fähigkeit unser Leben zu planen und die unsere „inneren Bilder“.

Der Leber sind als Sinnesorgan die Augen zugeordnet. Störungen der Leber präsentieren sich häufig in Augenbeschwerden. Umgekehrt lassen sich Störungen des Auges gut über die Leber behandeln.
Wie schon oben erwähnt wird die Leber stark durch unsere Emotionen beeinflusst. Unterdrückte Wut, Zorn und Frustration schädigen die Leber stark, indem sie das Qi-stagnieren lassen. Dieser Prozess wirkt sich negativ auf den gesamten Organismus aus. Störungen des Lebermeridians zeigen sich häufig in Affektionen und Schmerzen im Leitbahnverlauf, häufig Ziehen im Unterbauch oder der Leiste, Druck im Oberbauch, Impotenz, Frigidität, Menstruationsbeschwerden, Schwindel, Schlaflosigkeit, Muskelverspannungen, Depressivität, Muskelzuckungen, Tics.

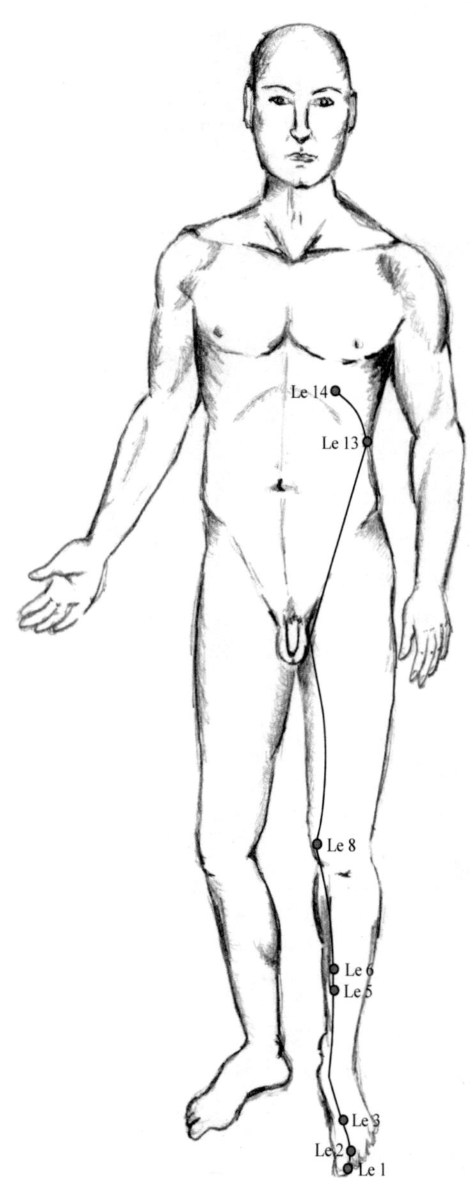


Lebermeridian

**Leber 3 „Tai Chong" („höchster Angriffspunkt")**

*Lokalisation*

- Auf dem Fußrücken, in einer tastbaren Vertiefung zwischen den Urspungsknochen des großen Zehs und dem zweiten, etwa 2 Cun vom Schwimmhäutchen entfernt.

*Pressurtechnik*

- Kräftige Stimulation möglich und nötig.

*TCM Wirkung*

- Verteilt das Leber-Qi
- Beseitigt Wind und reguliert das Leber Yang
- Nährt Leber- Blut und Leber Yin
- Reguliert die Menstruation
- Klärt Kopf und Augen
- Nimmt Einfluss auf den unteren Erwärmer
- Kühlt Blut-Hitze
- Beruhigt Leber-Qi
- Klärt den Geist

*Einsatzmöglichkeiten*

- Aufsteigendes Leber Yang
- Leber Feuer, Leber-Wind
- Hitze
- Leber-Qi Stagnation

*Westliche Diagnosen*

- Menstruationsbeschwerden
- Bluthochdruck
- Effektiver Fernpunkt bei Kopfschmerzen
- Muskuläre Spannungen

- Emotionale Spannungen, besonders „nicht erfüllte Erwartungen", Frustration, Leber 3 gilt auch als „das Ventil"
- Augenerkrankungen
- Reizdarmbeschwerden

*Anmerkungen*

Leber 3 gilt als einer der wichtigsten Akupunkturpunkte, dennoch sollte er behutsam angewandt werden, denn Leber 3 ist wie eine Frau - unberechenbar. Er kann den Blutdruck senken, aber auch erhöhen. In diesem Fall sollte die Manipulationstechnik angepasst werden.

*Zu finden auf dem Fußrücken, zwischen Gross- und Zeigezeh,*
*feste mit dem Finger drücken, so tut er meistens schrecklich weh.*
*Stichst du ihn mit Di 4 He Gu, der Patient wird es dir danken,*
*geschmeidig fließt jetzt Qi und Xue, mit Hilfe der vier Schranken.*
*Als Erdepunkt und Yuan-Quell, da liegst du immer richtig,*
*zu viel Leber Yang dann stich ihn schnell, denn Ausgeglichenheit ist wichtig.*

*Weitere Punkte auf dem Leber – Meridian:*

Leber 2

Liegt etwa 1 Cun unter Leber 3. Er ist der sogenannte Sedierungspunkt des Meridians und kann eingesetzt werden um Leber- Qi schnell zu beruhigen. Zum Beispiel bei Bluthochdruck, Migräne, Schmerzen der Augen, akuter Wut und Frustration.

Leber 8

Auf der Innenseite des Knies über der tastbaren Sehne in einer Vertiefung. Er wird angewendet bei schmerzenden Knien und bei Leber-Blut Mangel. Leber Blut- Mangel tritt häufig bei Frauen auf die eine starke Menstruation haben oder auch bei Vegetariern. Er ist gekennzeichnet durch körperliche Schwäche und Müdigkeit, Lichtempfindlichkeit, schlechter Belastbarkeit und Reizbarkeit.

### *13.13 Lenkergefäß (Du Mai)*

Das Lenkergefäß wird im Gegensatz zum Ren Mai, als Haltegefäß der Yang Energie betrachtet. Innen ist Yin, außen ist Yang, der Rücken als Außenseite des Körpers entspricht der energetischen Qualität des Yang. Somit werden Punkte des Du Mai häufig bei Störungen des Yang eingesetzt. Er hat eine besonders gute Wirkung auf das Nieren Yang und kann so zum Beispiel bei Erschöpfungszuständen, Potenzstörungen und Nierenerkrankungen sehr hilfreich sein.

Wie auch der Ren Mai, besitzt der Du Mai einen „Einschaltpunkt". Dieser ist der schon beschriebene Punkt Dünndarm 3. Durch das zusätzliche Akupressieren von Dü3 wirken die Punkte auf dem Du Mai stärker.

Der Du Mai wird insbesondere durch die Nähe zur Wirbelsäule relativ häufig ins Therapiekonzept mit einbezogen. Durch die lokale Nähe der Punkte zur Wirbelsäule wird er häufig bei Rückenschmerzen verwendet.

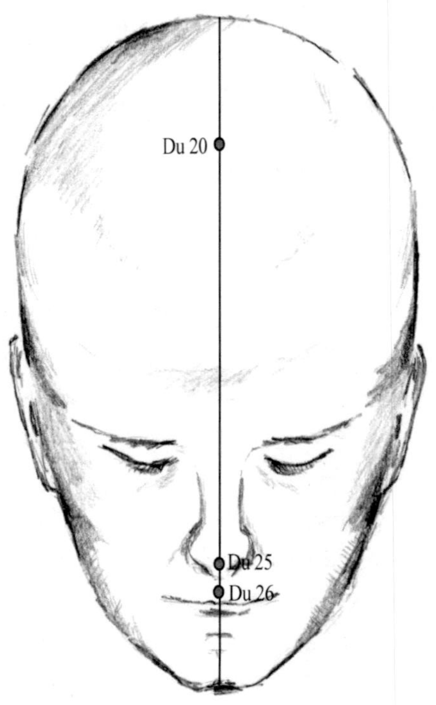

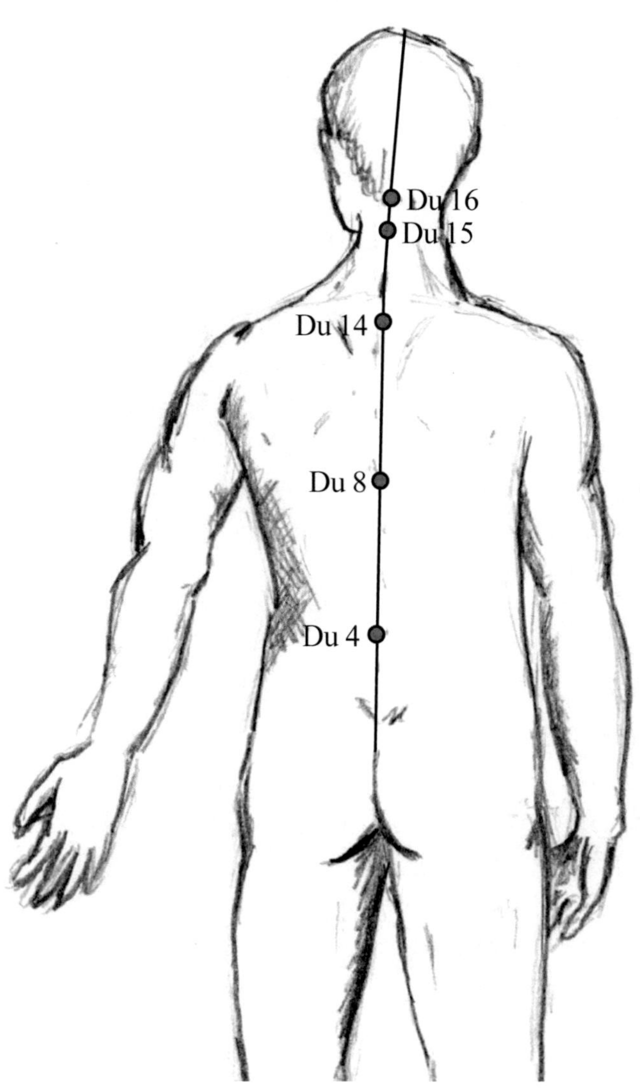


Du Mai Meridian

**Lenkergefäß 20 „Bai Hui" („Hundert Treffen")**

*Lokalisation*

- Der Punkt liegt auf der Medianlinie des Kopfes, mittig auf einer gedachten Verbindungslinie zwischen den Ohrspitzen. In der Regel kann eine deutliche Vertiefung getastet werden.

*Pressurtechnik*

- Kreisende Akupressur, oder in Meridianrichtung schiebende, streifende Bewegung

*TCM Wirkung*

- Führt klares Yang, seiner Entsprechung nach, nach oben.
- Harmonisiert den Geist Shen – in der Regel sedierende Wirkung
- Klärt inneren Wind
- Lokalwirkung auf den Kopf – Wird Richtung Gesicht genadelt so werden Sinnesorgane unterstützt, wird Richtung Wirbelsäule genadelt können Beschwerden des Hinterkopfs und der Wirbelsäule beeinflusst werden

*Einsatzmöglichkeiten*

- Sämtliche Ungleichgewichte die aus innerem Wind entstehen, oder aus denen innerer Wind resultiert.
- Absinkendes Qi – „Bai Hui" hebt das Yang- Qi
- Bei genereller Qi-Leere ebenso wie bei Fülle-Mustern- Bsp. Stagnationen des Kopfes
- „Bai Hui" verstärkt traditionell die Wirkung der Akupunkturbehandlung, einige Therapeuten verwenden den Punkt fast schon generell.
- Störungen des Shen – „Bai Hui" klärt und stärkt das Bewusstsein

*Westliche Diagnosen*

- Zerebrale Störungen wie Schlaganfallnachsorge, Morbus Parkinson, Migräne, Epilepsie, Konvulsionen, Krämpfe. „Bai Hui" erhöht nachweislich die zerebrale Durchblutung, insbesondere der kleinen Gefäße.

- Psychische Störungen welche mit Unruhe, Agitiertheit, Manischen Zuständen, Depressionen, Schlaflosigkeit und Ängsten einhergehen.
- Sämtliche Kopfschmerzen
- Beschwerden, welche mit einer verstärkten Organsenkung einhergehen z.B. Hämorrhoiden, Rektumprolaps, Gebärmuttersenkung
- Beschwerden welche mit einem aufsteigenden, unruhigen Yang assoziiert sind z.B. arterielle Hypertonie

*Anmerkungen*

„Bai Hui" gilt als einer der wichtigsten Akupunkturpunkte überhaupt. Er öffnet das himmlische Chakra und ist somit in der Lange, den Patienten mit seinen tiefen spirituellen Aspekten wieder in Verbindung zu bringen. Das bedeutet es ermöglicht dem Patienten, eine gewisse Form von göttlichem Urvertrauen zu gewinnen. Außerdem gilt er in besonderem Maße Geist beruhigend. Dieser Punkt eignet sich besonders gut zum Abschluss einer Massage beziehungsweise Behandlung.

ACHTUNG: dieser Punkt sollte bei Kindern erst nach dem vollständigen Verschluss der Fontanelle behandelt werden! Es darf bei Kindern hier großzügig gestreichelt werden ☺

*Weitere Punkte auf dem Du Mai – Meridian:*

<u>Du Mai 14</u>

Im Nacken unter dem letzten Halswirbel findet sich Du 4. Der Punkt kann leicht gefunden werden, da der letzte Halswirbel eine Erhöhung bildet, wenn der Patient seinen Kopf auf die Brust legt. Er senkt Fieber bei Infekten, wirkt bei Nackenschmerzen (besonders wenn die Ursache hierfür ein Infekt ist) und beruhigt den Geist bei unruhigen Gedanken und Übererregbarkeit. Es ist ebenfalls sinnvoll ihn bei Erkrankungen der Lunge und Bronchien zu behandeln.

<u>Du Mai 4</u>

Liegt etwas unterhalb des 2. Lendenwirbels und kann großflächig massiert werden. Du mai 4 übersetzt sich auch als „Tor des Lebens" und nimmt eine wichtige Rolle in der Behandlung von Ungleichgewichten der Niere ein.

Durch die enge Verbindung zur Lendenwirbelsäule werden Rückenschmerzen über Du Mai 4 behandelt. Leidet der Patient unter Kälte, Impotenz, frühzeitiger Ejakulation, Blasenentzündungen, Mensturationsbeschwerden oder Ängsten, so empfiehlt es sich diesen Punkt zu moxen.

*13.14 Konzeptionsgefäß (Ren Mai)*

Der „Ren Mai Meridian" beginnt am Perineum, zieht in gerader Linie über den Bauch, nach oben zum Kinn und verbindet sich im Gesicht mit dem „Du Mai Meridian". Dieser zieht in gerader Linie über den Kopf und die Wirbelkörper, Richtung Anus und stößt dort wieder auf den Ren Mai. Da der Ren Mai an der Körpervorderseite fließt, welche dem Yin zugesprochen wird, gilt er als Yin-Meridian.

„Ren" bedeutet „verwahren", er verwahrt die Yin Energie und kommuniziert mit allen Yin-Leitbahnen. Er wird deshalb auch „Meer des Yin" genannt. Durch seine Speicherfunktion fungiert er als eine Art Reservoir der Yin-Energie. welche bei Yin-Mangel der Meridiane Energie abgibt.

Der Ren Mai hat einen sogenannten „Einschaltpunkt". Wird dieser zusätzlich genadelt, so erhöht sich die Wirksamkeit der Ren Mai Punkte. Dieser Einschaltpunkt ist der schon beschriebene Punkt Lunge 7.

Der Meridian kann therapeutisch bei allen Erkrankungen, welche mit Yin-Mangel einhergehen, zur Anwendung kommen (Yin-Mangel, meist mit Hitze Symptomen, Nachtschweiß etc.).

Er wird eingesetzt bei:

Fertilitätsstörungen, Amenorrhoe, Dysmenorrhoe, Enuresis, Impotenz, Reizblase, Pruritus Vaginalis, intestinelle Spasmen, gastrointestinale, respiratorische und Urogenitale Indikationen, Hypotonie, Erschöpfung und Müdigkeit, Magen- und Darmulcera, Dyspepsie, präcardiale Schmerzen, Tachykardien und Palpitationen, Stresserkrankungen, Impotenz, Ejakulatio präcox, Fehlatmung, Sodbrennen, trockenem Reizhusten, Bronchitis.

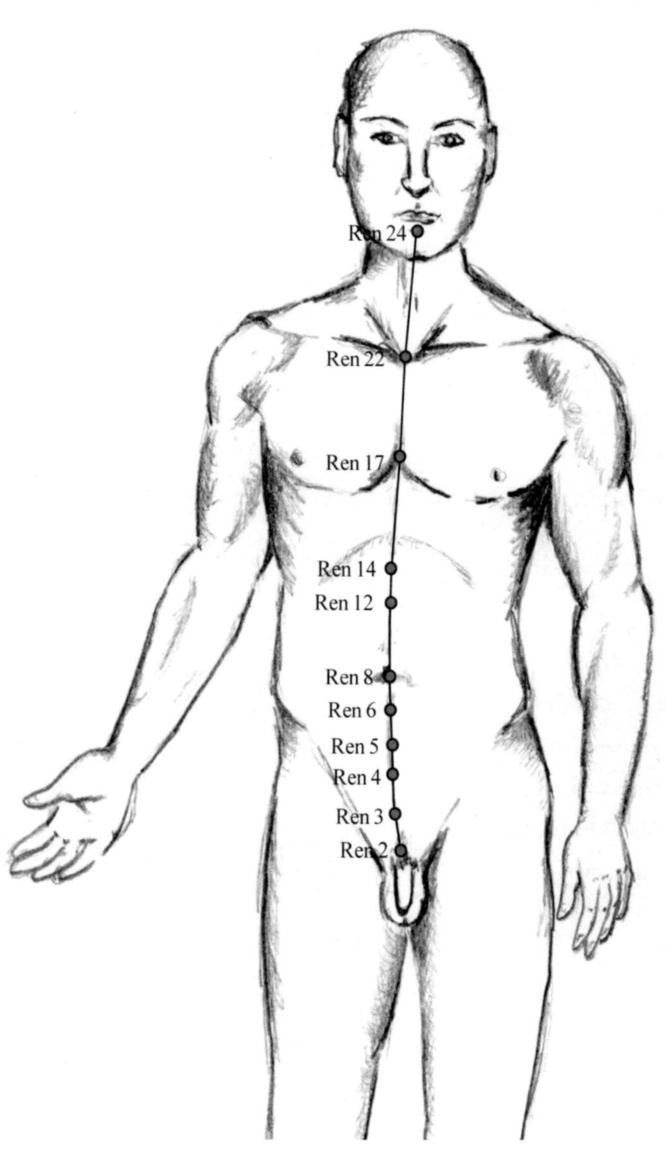


Ren Mai Meridian

**Ren Mai 6 „Qi Hai" („Meer des Qi")**

Der Name dieses Punktes verrät schon einiges über seine Wirkung. Ren Mai 6 ist im Stande, Mangel-Zustände auszugleichen. Er funktioniert bildlich gesprochen wie ein Aufladegerät zu einer leeren Batterie.

*Lokalisation*

- 1,5 Cun unterhalb des Bauchnabels

*Pressurtechnik*

- Senkrechte Akupressurtechnik, es können kreisende Bewegungen ausgeführt werden, im Rahmen einer Bauchmassage kann der gesamte Bereich um den Bauchnabel herum einbezogen werden.
  Ren Mai 6 eignet sich bei Schwäche-Zuständen sehr gut zur Moxibustion.

*TCM Wirkung*

- Stärkt das Qi
- Verteilt das Qi in allen Leitbahnen
- Nährt Jing- die Essenz
- Nährt das Nieren- Yang
- Wärmt den unteren Erwärmer
- Tonisiert bei Erschöpfung und Müdigkeit
- Beruhigt das Shen

*Einsatzmöglichkeiten*

- Qi-Mangel generell
- Nieren- Schwäche
- Kälte im Abdomen

*Westliche Diagnosen*

- Burn out, psychovegetative Erschöpfung und Müdigkeit
- Kreislaufdysregulation
- Menstruationsbeschwerden

- Sexualstörungen- Frigidität, Impotenz, trockene Vaginalschleimhaut, Wechseljahresbeschwerden
- Senkungsvorgänge –Uterusprolaps, Analprolaps
- Antriebslosigkeit

*Anmerkungen*

Wie bereits erwähnt eignet sich Ren 6 besonders gut um Qi wieder aufzufüllen und dem Patienten wieder Kraft zu schenken. Dies ist jedoch nicht immer das Beste für den Kranken. Ein Qi-Mangel hat schließlich immer eine Ursache. Ein gestresster Manager, der sich fort weg müde und abgeschlagen fühlt, wird durch Ren 6 wieder die Kraft finden, seiner Arbeit nachzugehen und sich fit zu fühlen. Das ist jedoch eine rein symptomatische Therapiemaßnahme, die auf Dauer den Zustand des Patienten verschlimmern kann. Die Lösung des Problems bestünde hier eher in einem Arbeitsplatzwechsel oder einem anderen Umgang mit dem stressigen Job, nicht in Ren 6.

*Weitere Punkte auf dem Ren Mai – Meridian:*

Ren Mai 12

Er gilt als wichtiger Punkt bei Magenbeschwerden aller Art und findet sich 4 Cun oberhalb des Bauchnabels. Er kann sehr gut akupressiert werden wenn beim Patient dadurch kein Druckschmerz entsteht. Ansonsten sollte er besser sanft massiert werden. Er eignet sich wie Ren 6 hervorragen für die Moxaanwendung.

Ren Mai 17

Auf der Mitte des Brustbeins auf einer gedachten Linie zwischen den Brustwarzen. Er wirkt bei Schmerzen in der Brust und des gesamten Brustkorbes, Atembeschwerden, Asthma, Bronchitis, Schluckbeschwerden und Sodbrennen. Es empfiehlt sich die Anwendung von Moxa, sofern der Patient nicht unter Hitze leidet. Bei einer Tendenz zur Hitze kann Ren Mai 17 mit Pfefferminzöl oder Tiger Balsam eingerieben und massiert werden.

# 14. Wichtige Punkte, die jeder kennen sollte

## *14.1 Shu- Punkte*

Shu-Punkte (Zustimmungspunkte)

Shu-Punkte, oder auch sogenannte Zustimmungspunkte, liegen auf dem Blasenmeridian entlang der Wirbelsäule im Bereich des großen Rückstreckers. Sie haben über die nervalen Reflexwege eine direkte Verbindung zu den inneren Organen. Diese können über die Shu-Punkte sehr gut erreicht und beeinflusst werden. Über die Akupressurmassage können nervöse Organstörungen reguliert und Verspannungen der viszeralen Muskulatur (Muskulatur im Bauchraum) gelöst werden.

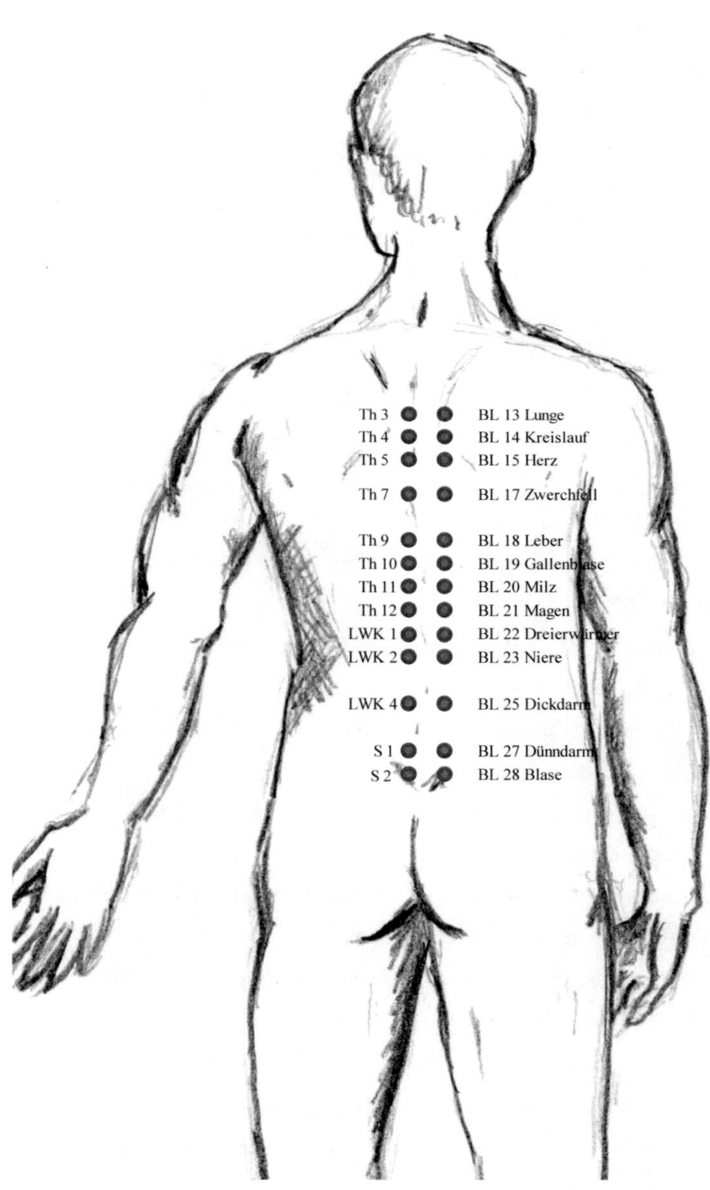
Th 3
BL 13 Lunge
Th 4
BL 14 Kreislauf
Th 5
BL 15 Herz
Th 7
BL 17 Zwerchfell
Th 9
BL 18 Leber
Th 10
BL 19 Gallenblase
Th 11
BL 20 Milz
Th 12
BL 21 Magen
LWK 1
BL 22 Dreierwärmer
LWK 2
BL 23 Niere
LWK 4
BL 25 Dickdarm
S 1
BL 27 Dünndarm
S 2
BL 28 Blase

SHU-Punkte

- BL 13 „Feishu“ Zustimmungspunkt der **Lunge** - 1,5 Cun seitlich vom Unterrand des des 3. Brustwirbels.
- BL 14 „Jueyinshu“ Zustimmungspunkt des **Perikards** - 1,5 Cun seitlich vom Unterrand des 4. Brustwirbels.
- BL 15 „Xinshu“ Zustimmungspunkt des **Herzen** - 1,5 Cun seitlich vom Unterrand des 5. Brustwirbels.
- BL 17 „Geshu“ Zustimmungspunkt des **Zwerchfells** - 1,5 Cun seitlich vom Unterrand des 7. Brustwirbels. Meisterpunkt des Blutes
- BL 18 „Ganshu“ Zustimmungspunkt der **Leber** - 1,5 Cun seitlich vom Unterrand des 9. Brustwirbels.

  BL 19 „Danshu“ Zustimmungspunkt der **Gallenblase** - 1,5 Cun seitlich vom Unterrand des 10. Brustwirbels.
- BL 20 „Pishu“ Zustimmungspunkt von **Milz/Pankreas** - 1,5 Cun seitlich vom Unterrand des 11. Brustwirbels.
- BL 21 „Weishu“ Zustimmungspunkt des **Magen** - 1,5 Cun seitlich vom Unterrand des 12. Brustwirbels.
- BL 22 „Sanjiaoshu“ Zustimmungspunkt des **3 Erwärmers** - 1,5 Cun seitlich vom Unterrand des 1. Lendenwirbels.
- BL 23 „Shenshu“ Zustimmungspunkt der **Niere** - 1,5 Cun seitlich vom Unterrand des 2. Lendenwirbels.
- BL 25 „Dachangshu“ Zustimmungspunkt des **Dickdarms** - 1,5 Cun seitlich vom Unterrand des 4. Lendenwirbels.
- BL 27 „Xiaochangshu“ Zustimmungspunkt des **Dünndarms** - 1,5 Cun seitlich der Mittellinie auf Höhe der ersten Sakralöffnung.
- BL 28 „Pangguangshu“ Zustimmungspunkt der **Blase** -1,5 Cun seitlich der Mittellinie auf Höhe der zweiten Sakralöffnung.

Die Shu-Punkte können sowohl therapeutisch, als auch diagnostisch eingesetzt werden. Zeigen sich die Punkte bei Palpation druckschmerzhaft, so ist eine Störung des Organs, welches sich im jeweiligen Segment befindet, gut möglich. In diesem Fall sollten die Punkte unbedingt mit ins Behandlungskonzept einfließen.

Die Massage der Shu-Punkte ist eine sehr harmonisierende, ausgleichende Behandlung. Sie nimmt einen tiefen Einfluss auf die inneren Regulationsmechanismen und ermöglicht damit eine Symptombesserung bei Störungen der inneren Organe. Außerdem wirkt Sie tief auf seelisch-geistiger Ebene und kann dem Patienten so helfen loszulassen und zu seinem inneren Wesenskern zu gelangen.

Zur Moxibustion eignen sich besonders die Punkte der Niere, Blase und Milz. Selbstverständlich dürfen die anderen Punkte auch gerne „gemoxt" werden.

*Anmerkung:*

Die Akupressur der Shu- Punkte der Zang-Organe (Bl 13, Bl 15,Bl 17, Bl 18 Bl 20, Bl 23) gestaltet sich allgemein als harmonische Behandlung, gleicht aus und kann bei den unterschiedlichsten Störungen hilfreich sein. Ergänzend dazu empfiehlt sich der Punkt DU 20.

### *14.2 Meisterpunkte*

In der TCM werden einige sogenannte ‚Meisterpunkte' definiert. Es handelt sich um Punkte, welche im wahrsten Sinne des Wortes eine ‚meisterhafte Wirkung' auf die jeweilig zugeordneten Organfunktionen haben. Von diesen Punkten aus ist Energie für bestimmte Körperbereiche und Funktionen besonders gut mobilisierbar.

*Meisterpunkt des Blutes*

- BL 17 – Er liegt 1,5 Cun seitlich des 7. Brustwirbels und ist ebenfalls ein SHU-Punkt.

*Meisterpunkt der Atmung*

- Ren 17 – Dieser Punkt liegt auf dem Ren Mai Meridian, auf einer geraden Linie zwischen den Mamillen.

*Meisterpunkt der Knochen*

- BL 11 – Liegt 1,5 Cun seitlich des 1. Brustwirbels und ist ein Shu-Punkt.

*Meisterpunkt des Markes*

- GB 39 – 3 Cun oberhalb des seitlichen Fußknöchels am Hinterrand des Wadenknochens.

*Meisterpunkt der Muskeln und Sehnen*

- GB 34 – 1 Cun unter und vor dem Knochenköpfchen welches Sie an der Außenseite unter des Knies tasten können.

*Meisterpunkt der Blutgefäße*

- LU 9 – In einer tastbaren Vertiefung an der Handgelenksinnenseite auf der Seite des Daumens.

*Meisterpunkt des Yang*

- Ren 12 – Auf dem Ren Mai, 4 Cun oberhalb des Bauchnabels.

*Meisterpunkt des Yin*

- Le 13 – Am freien Ende der 11. Rippe

Diese acht Meisterpunkte sind diejenigen, welche in der traditionellen Überlieferung definiert sind. Im Nachhinein wurden noch sehr viel mehr ‚Meisterpunkte' von einigen Akupunkteuren benannt, z.B. 3E5 als Meisterpunkt gegen rheumatische Erkrankungen, oder Ma 36 als Meisterpunkt des Abdomens.

## 15. Schmerzen in der TCM

Schmerzen werden in der TCM, wie auch in der westlichen Medizin unterschieden nach Genese, Schmerzqualität und Schmerzquantität. Ursächlich für Schmerzen sind im chinesischen Kontext:

- Stagnationen (Blockaden von Qi, Blut oder Säften)
- Disharmonien – Fülle und Leere
- Disharmonien zwischen Yin und Yang

Zudem werden in der TCM die schon erwähnten pathogenen Krankheitsverursacher mit in die Pathogenese aufgenommen. Diese setzen sich zusammen aus: Hitze, Kälte, Wind, Feuchtigkeit und Trockenheit.

Grundsätzlich kann unterschieden werden, ob ein Schmerzzustand eher eine Yin- oder einer Yang-Störung zugeordnet werden kann:

*Yin- Schmerzsyndrom*

- Chronischer, kontinuierlicher Schmerz
- Eher nachts
- Geringere Schmerzausprägung
- Tief und diffus lokalisiert
- Schmerzlinderung auf Druck
- Degenerativ
- Schmerzverstärkung durch Ruhe und Kälte

*Yang- Schmerzsyndrom*

- Akuter, intermittierender Schmerz
- Eher tagsüber
- Starke Schmerzausprägung
- Oberflächlich, stechend, reißend
- Schmerzverstärkung durch Druck
- Entzündliche Genese
- Schmerzverstärkung durch Bewegung und Wärme

Je nach Art und Ursache der Schmerzen wird die jeweilige Punktauswahl getroffen. Manchmal kann es günstig sein zu wärmen, manchmal ist eine ableitende Akupressur nötig. Gelegentlich muss zusätzlich Wind geklärt werden, manchmal sollte Feuchtigkeit ausgeleitet werden. In jedem Fall ist es von Nöten, eine kurze TCM- Diagnostik zu machen.

## 16. Tonisierung und Sedierung

Wie im vorherigen Abschnitt bereits beschrieben, gibt es Erkrankungen, welche einem Fülle-Zustand entsprechen, ebenso wie Erkrankungen durch eine Leere verursacht sein können. Findet eine Differenzierung statt, so muss die Konsequenz in der Behandlung die Sedierung oder Tonisierung sein. Als harmonisierende Akupressur bezeichnet man eine Art „Zwischenlösung“. Zeitgleich ist die harmonisierende Akupressurbehandlung die häufigste Stimulationstechnik.

Tonisierende, auffüllende Massage

Wird eingesetzt bei Leere-Mustern, bildlich gesprochen soll der Meridian mit Energie aufgeladen werden.

- Es wird in Meridianrichtung ausgestrichen
- Schwächerer Reiz – die Punkte sollten mit sanftem Druck behandelt werden
- Kurze Behandlungsdauer – etwa 5- 10 Minuten
- Moxibustion ist zu empfehlen, wärmende Öle und Lotionen wie zum Beispiel Teufelskralle, Johanniskraut- oder Rosmarinöl
- Eher bei chronischem Geschehen indiziert
- Es sollte 1-2-mal in der Woche massiert werden

Sedierende, ableitende Massage

Wird eingesetzt bei Fülle Mustern, bildlich gesprochen wird ein „zu viel angestaute" Energie abgelassen und der Meridian so entlastet, die Energie wird zerstreut.

- Es wird gegen die Meridianrichtung ausgestrichen
- starker Reiz – die Punkte dürfen und sollten mit kräftigem Druck massiert werden
- längere Behandlungsdauer – 10 – 30 Minuten.
- Die Punkte können mit kühlenden Ölen und Lotionen eingerieben werden wie zum Beispiel Tiger Balsam, Pfefferminzöl oder Melissengeist
- Eher bei akutem Geschehen indiziert
- Es kann 1-2-mal täglich massiert werden

Harmonisierende Massage

Wird in aller Regel als harmonisierende Maßnahme eingesetzt, wenn nicht ganz klar ist, ob es sich um eine eindeutige Fülle oder Leere handelt. In der TCM werden häufig Mischbilder definiert, sodass die harmonisierende Behandlung vorwiegend zum Einsatz kommt.

- Es wird in und gegen Meridianrichtung ausgestrichen
- Mittlerer Reiz- der Druck der Punktmassage ist weder zu sanft noch zu stark. Die Intensität wechselt ab.
- Mittlere Behandlungsdauer – 10-20 Minuten

- Es werden vorwiegend neutrale Öle und Lotionen verwendet wie zum Beispiel Olivenöl, Sesamöl oder einfach eine Feuchtigkeitslotion wie Vaseline.

## 17. Behandlungskonzepte: Grundsätze der Behandlung

Punktbestimmung durch Befragung

Anhand von verschiedenen Beschwerdelandschaften kann erfragt werden, welcher Meridian bzw. welches Organ gestört ist. Häufig sind mehrere Organe betroffen. Hier gilt es, Prioritäten zu setzten. Welches Symptom plagt den Patienten am meisten?

**Leber/Gallenblase**

Lichtempfindlichkeit, muskuläre Verspannungen, Schwindel, Krämpfe, (Alp-) Träume, schneller Wechsel der Beschwerden, Dünnhäutigkeit, Reizbarkeit, Wutausbrüche, Bluthochdruck

**Herz/Dünndarm**

Einschlaf- und/oder Durchschlafstörungen, Herzrhythmusstörungen, Konzentrationsstörungen, fehlende Merkfähigkeit, Schreckhaftigkeit, fehlende Freude, Nervosität, schwindende mentale Fähigkeiten, kein Glanz in den Augen.

**Milz/Magen**

Müdigkeit, Verdauungsstörungen, zu viel oder zu wenig Körpermasse, Appetit, Neigung zum Grübeln, Übelkeit, Bindegewebe, innere Verwurzlung.

**Lunge/Dickdarm**

Häufige Erkältungen, Infektanfälligkeit, Allergien, Störungen oder Erkrankungen der Haut, Husten, Atemstörungen, übermäßige Traurigkeit, Depression.

**Niere/Blase**

Beschwerdereiche Menstruation, Inkontinenz, Tinnitus, Rückenschmerzen, Störungen in der Sexualität, Wärme oder Kälteempfindlichkeit, Ängstlichkeit, fehlendes Urvertrauen.

## Organuhr

Jedem Organ bzw. Funktionskreis wird eine bestimmte Zeitzone zugeordnet, in der der Meridian mit der maximalen Energie durchflutet ist. Im Gegensatz dazu gibt es eine Zone der minimalen Energiedurchflutung, diese ist immer die gegenüberliegende Zone auf der Organuhr, z.B. ist die Lunge zwischen 3 und 5 Uhr nachts mit dem Maximum an Energie versorgt. Im Gegensatz ist die Energieversorgung zwischen 15 und 17 Uhr mittags eingeschränkt. Die gegenüberliegenden Organe bilden ein Oppositionspaar, das energetisch etwa gleich stark sein sollte, beispielsweise ist die Blase der Oppositions-partner der Lunge.

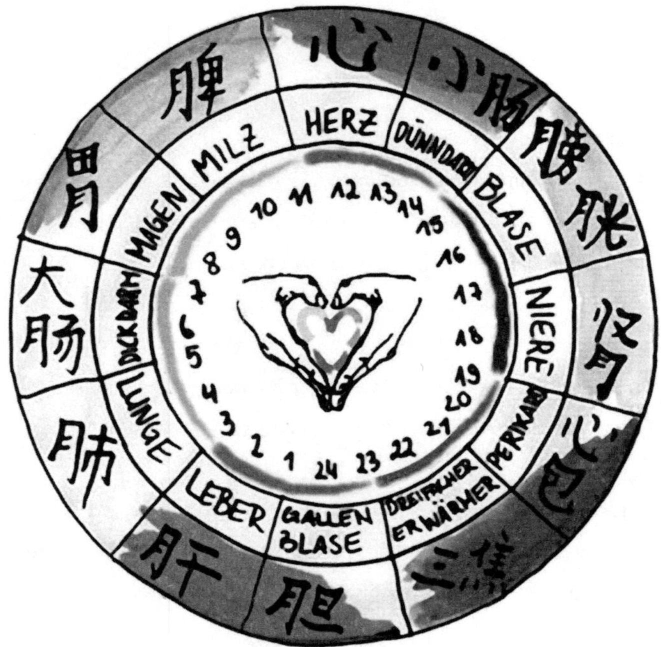


Organuhr

Nah- und Fernpunkt Regel

Nachdem der betroffene Meridian identifiziert ist, welcher durch das betroffene Gebiet zieht, wird die Punktkombination festgelegt. In der Regel werden einer oder mehrere Lokalpunkte und ein Fernpunkt am Ende des Meridians ausgewählt.

Durch das Stechen eines Fernpunktes am Ende des Meridians können Schmerzen im gesamten Meridianverlauf gelindert werden. Es empfiehlt sich den Fernpunkt zuerst zu behandeln, wenn das schmerzhafte Gebiet vorher zu empfindlich ist. Ansonsten werden zuerst Lokalpunkte und dann Fernpunkte akupressiert.

*Beispiele:*

- Blase 10 im Nacken und Blase 60 am Fuß zur Behandlung von HWS-Beschwerden
- Dickdarm 20 an der Nase und Dickdarm 4 an der Hand zur Behandlung einem Schnupfen.
- Magen 2 im Gesicht und Magen 44 am Fuß zur Behandlung von Gesichtsschmerzen

Kontralaterale Behandlung

Ist das betroffene Gebiet nicht direkt erreichbar (z.B. durch starken Schmerz, Entzündungen, Hautstörungen, Amputation, frische Operation oder Gipsverband), so können Punkte im symmetrischen Areal an der anderen Extremität therapiert werden, um eine Besserung zu erzielen.

Ashi-Punkte

Ashi-Punkte nennen sich im Deutschen auch „Da-wo-es-weh-tut- Punkte". Es werden somit druckschmerzhafte Punkte aufgesucht und pressiert. Hierbei gilt, selbst Punkte, die nicht auf einem Meridian liegen, gelten bei Druckschmerz als Akupunkturpunkte. Selbstverständlich ist hier die Berücksichtigung der Anatomie und Akzeptanz des Patienten vorausgesetzt. Manche Schmerzarten können durch die Akupressur auch verschlimmert werden, speziell die Trigeminusneuralgie und andere Schmerzzustände welche eine Nervenkrankheit zu Grunde liegen haben.

Oben-Unten Regel

Beschwerden des Kopfes können gut mit Punkten der Unterschenkel und Füße behandelt werden (z.B. Le3 bei Kopfschmerzen durch aufsteigendes Leber-Yang, Ma44 bei Gesichtskopfschmerz, Bl 60 bei dorsalem Kopfschmerz).

Ebenso lassen sich Beschwerden der unteren Extremität mit Punkten des Oberkörpers behandeln. Effektive Beispiele finden wir in der Bauchakupunktur.

Vorne-Hinten Regel

Punkte auf der Vorderseite des Körpers werden mit Punkten auf der Rückseite kombiniert. Da der Rücken als Yang und die Vorderseite als Yin gilt findet hier zusätzlich ein Yin-Yang Ausgleich statt. Es hat sich bewährt, Shu-Punkte am Rücken mit Mu- Punkten der Körpervorderseite zu kombinieren.

*Einseitig oder Beidseitig behandeln?*

Wenn der Patient einseitige Beschwerden hat, wird in aller Regel auch nur einseitig massiert. Eine Ausnahme bilden übergeordnete Punkte die stakt regulativ wirken – Leber 3 zur Entspannung, Dickdarm 4 als „Big Eliminator" von pathogenen Faktoren, Kreislauf 6 zur Harmonisierung des Thorax, Magen 36 um Qi zu tonisieren, Milz 6 um das Yin zu stärken usw.

## 18. Akupressurkombinationen

### *18.1 Kopfschmerzen*

Stirnkopfschmerz

- Dickdarm 4, Yin Tang, Du mai 20, Gallenblase 14, Akupressur der schmerzhaften Zone, Leber 3, Magen 44

Kopfschmerzen- seitlich lokalisiert/ klassische Migräne

- Gallenblase 1, Gallenblase 2, Gallenblase 20, Dickdarm 4, Gallenblase 34, Leber 3

Kopfschmerzen- Hinterhaupt/ Nacken

- Lunge 7, Dünndarm 3, Blase 10, Du mai 20, Dickdarm 4

Kopfschmerzen- schmerzende Augen

- Gallenblase 43, Gallenblase 34, Leber 3, Leber 2, Dickdarm 4, Blase 2

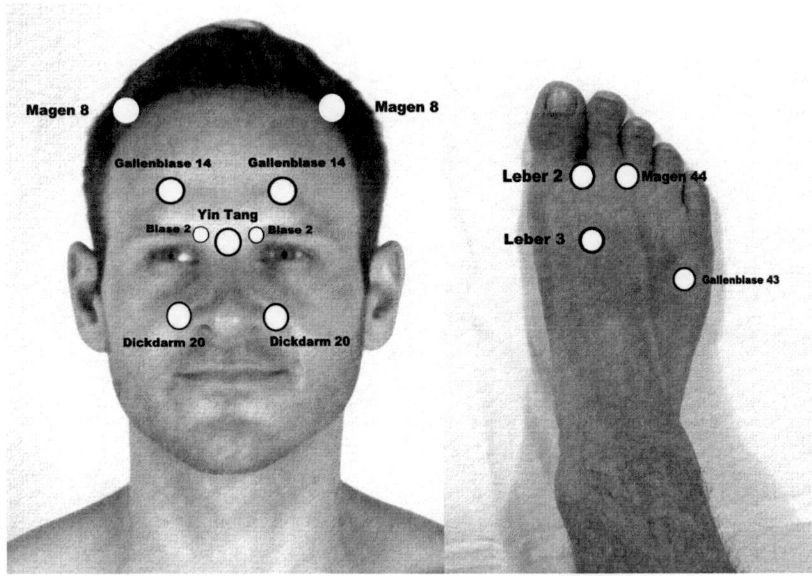

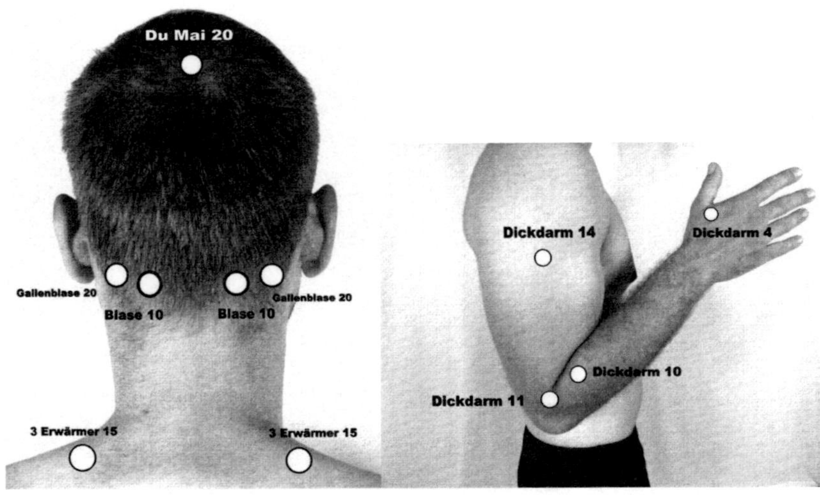


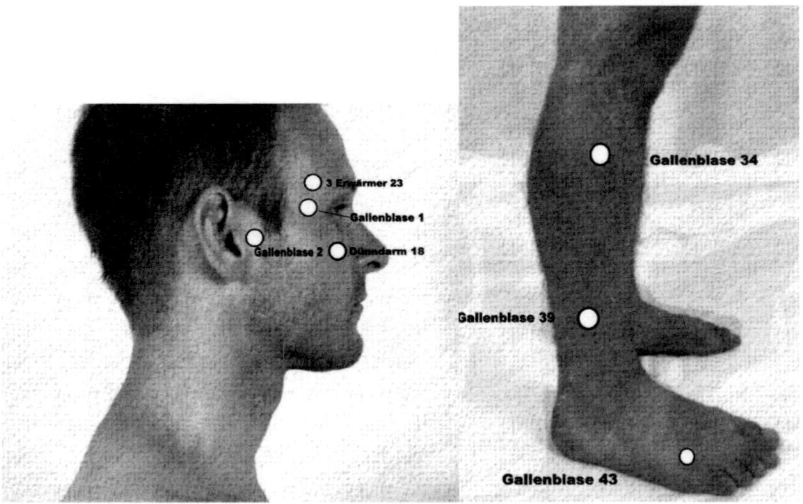


## *18.2 Zahnschmerzen*

- Dickdarm 4, Dickdarm 11, Magen 44, Dünndarm 18

Je nach Ursache können entzündungshemmende Präparate helfen, wie z. B Teufelskralle

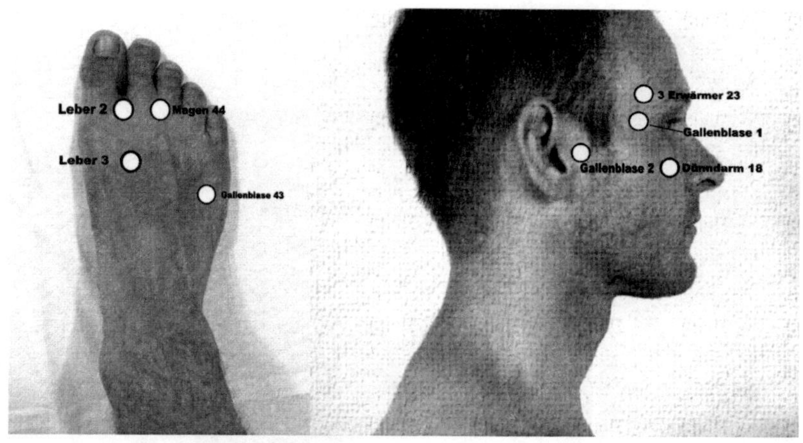


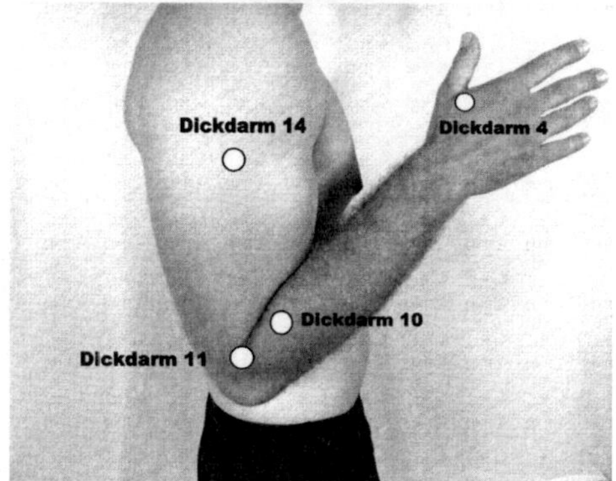


### *18.3 Verstopfte Nase- Nasennebenhöhlenentzündung*

- Dickdarm 4, Dickdarm 11, Dickdarm 20

Spülungen mit Emser Salz© und Einreibungen mit ätherischen Ölen können hier sinnvoll sein. Scharfes Essen stärkt die Lunge und öffnet die Atemwege. Übertreiben Sie es aber nicht, denn zu viel Hitze in Form von erhitzender Nahrung schadet.

Cineol-haltige Präparate helfen den Schleim zu lösen und die Entzündung der Schleimhäute zu lindern.

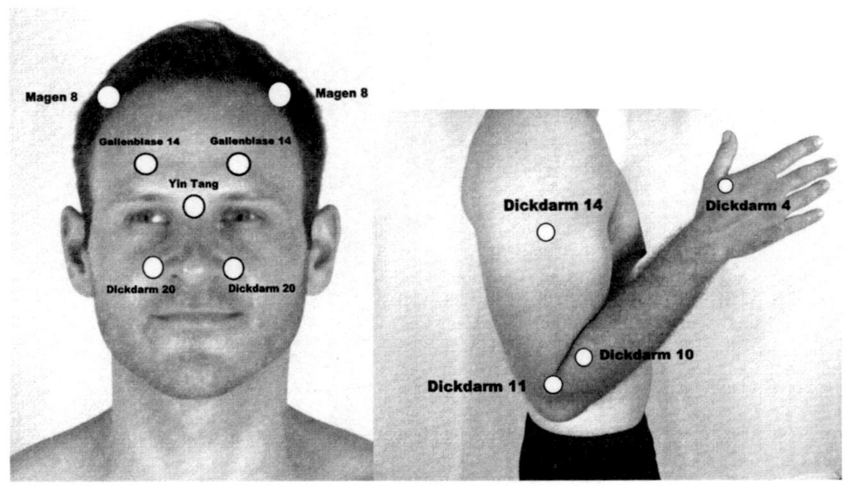


## *18.4 Erkältung*

- 3-facher Erwärmer 5, 3 Erwärmer3, Dickdarm 4, Dickdarm 11, Dickdarm 20 – bei Schnupfen, Lunge 7, Lunge 9

Hier kann es helfen, Ingwer, Rettich und Zwiebeln zu verzehren. Gönnen Sie sich ausreichend Ruhe und nehmen Sie ein heißes Bad, sofern Ihr Kreislauf stabil ist. Eine Schwitzkur durch das Vollbad kann die pathogenen Faktoren am Anfang einer Erkältung vertreiben. Essen und trinken Sie wenn möglich warm.

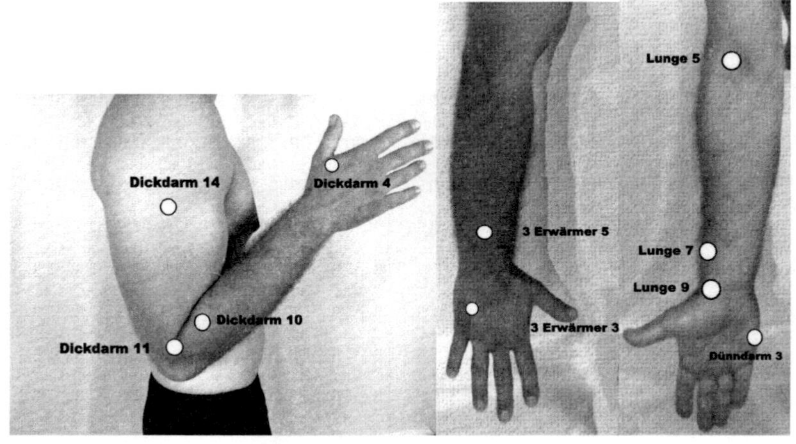

### *18.5 Asthma bronchiale*

- Lunge 7, Lunge 9, Ren mai 17, Niere 3, Niere 7, Blase 13 als Zustimmungspunkt der Lunge

Regelmäßige Atemübungen und Atemmeditation können helfen, die Beschwerden zu lindern und Anfälle zu verhindern. Die Einnahme von Magnesium 300-500mg täglich kann die Krampfneigung der Bronchien positiv beeinflussen. Ebenso hat sich Thymian (z.B. Bronchicum©) in der naturheilkundlichen Asthmatherapie bewährt. Häufig werden die Anfälle vermehrt durch Stress ausgelöst. Überlegen Sie, welche Stressfaktoren Sie haben und reduzieren können. Ausdauersport in Maßen stärkt und bewegt das Lungen-Qi, ebenso der wie der regelmäßige Umgang mit Tieren.

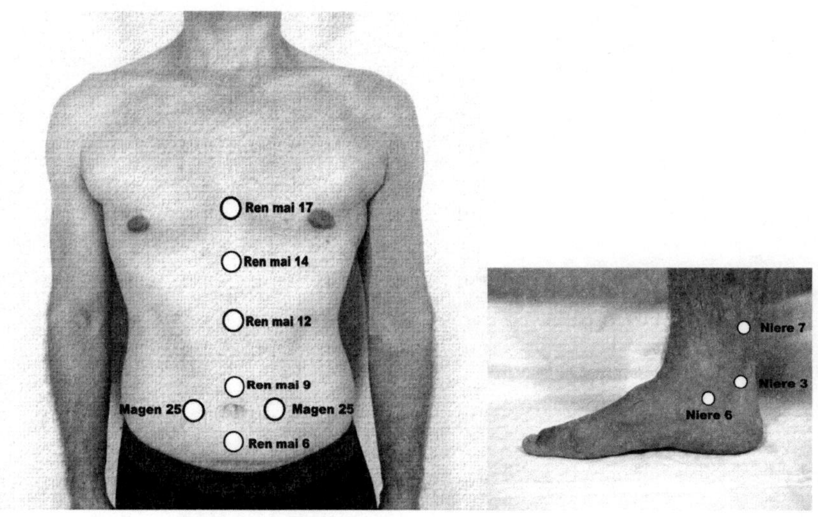

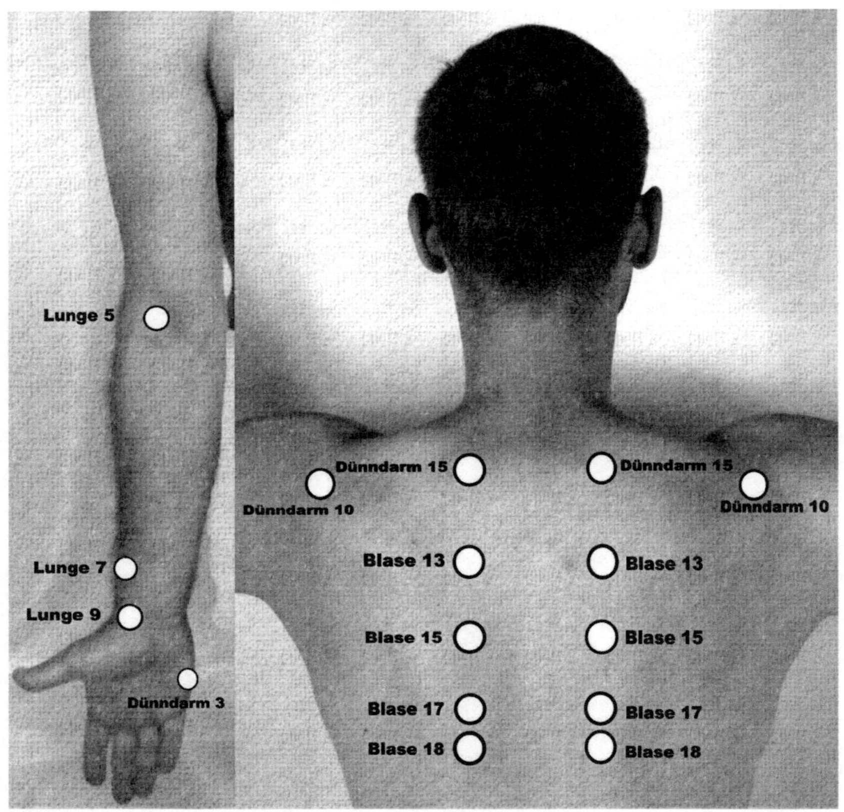


### *18.6 Magenschleimhautentzündung*

- Magen 36, Kreislauf 6, Magen 44, Zustimmungspunkt des Magens – Blase 21, Leber 3, Leber 2

Achten Sie auf Ihre Ernährung, im akuten Stadium sollten Sie Alkohol, Kaffee, Zigaretten, Süßigkeiten, zu fettiges Essen und zu viel Weißmehl meiden. Kochen Sie eine Suppe, Brei oder pürieren Sie etwas gekochtes Gemüse. Ingwertee stärkt Ihren Magen, trinken Sie ausreichend davon.

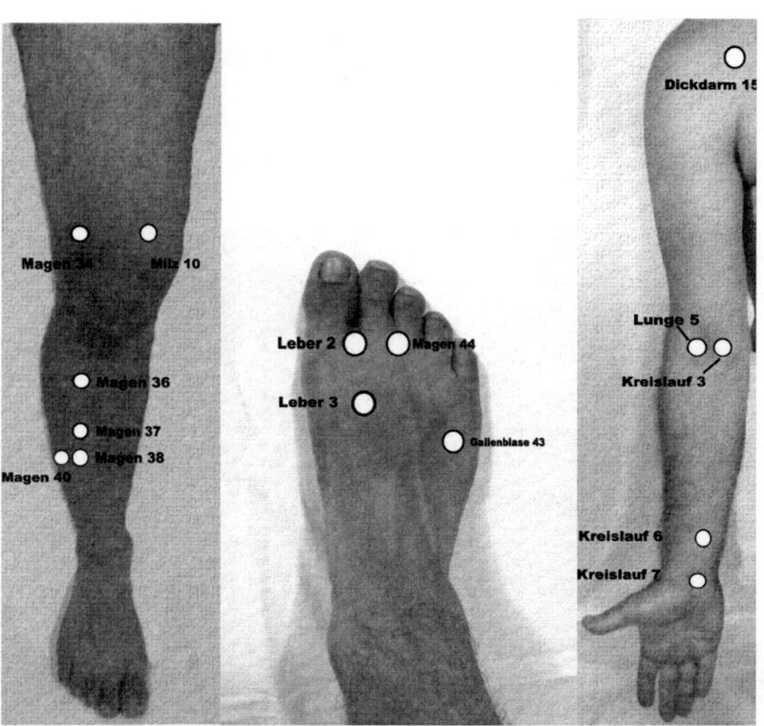

Magen 34
Milz 10
Magen 36
Magen 37
Magen 38
Magen 40
Leber 2
Magen 44
Leber 3
Gallenblase 43
Dickdarm 15
Lunge 5
Kreislauf 3
Kreislauf 6
Kreislauf 7


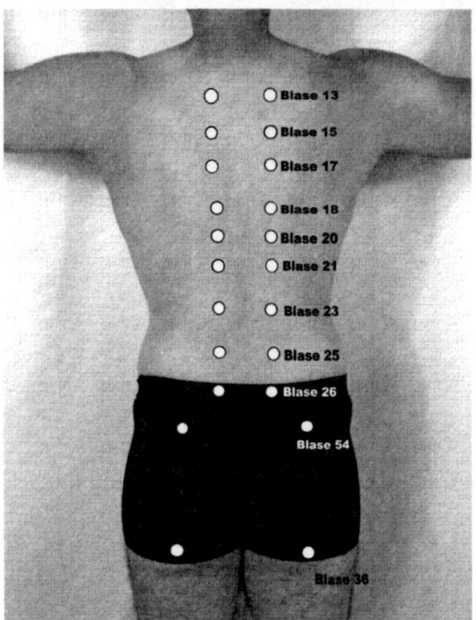

Blase 13
Blase 15
Blase 17
Blase 18
Blase 20
Blase 21
Blase 23
Blase 25
Blase 26
Blase 54
Blase 36

### *18.7 Verstopfung*

- Magen 36, Magen 25, Magen 37, Magen 40

Besonders gut ist hier auch eine Bauchmassage. Nehmen Sie etwas Öl und massieren Sie im Uhrzeigersinn um den Bauchnabel herum, achten Sie außerdem auf ausreichend Flüssigkeit, Bewegung und Ballaststoffe in der Nahrung.

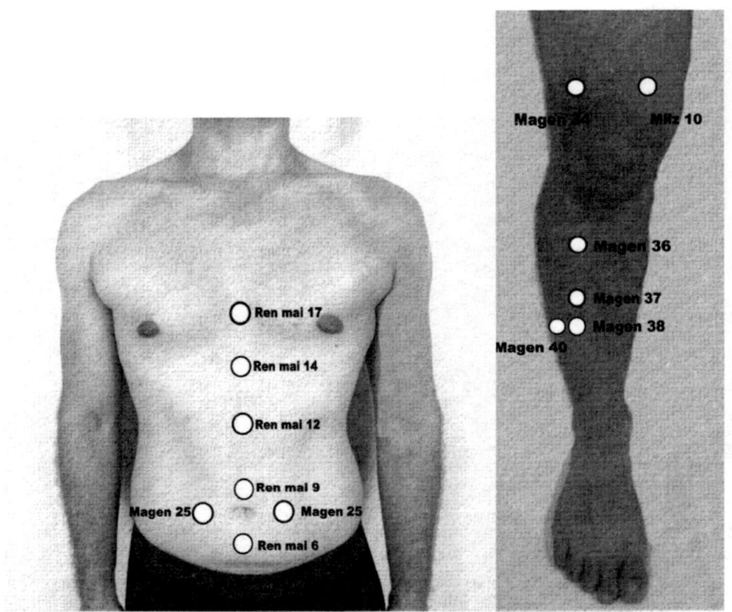


### *18.8 Durchfall*

- Magen 36, Magen 25, Ren mai 6. Milz 3, Milz 4, Ren mai 9

Falls es Ihnen möglich ist kann es günstig sein, die Punkte zu moxen. Ansonsten achten Sie bitte auf ausreichende Flüssigkeitszufuhr. Präparate mit medizinischer Kohle binden die Schadstoffe und helfen so den Durchfall zu kurieren. Wenden Sie sich diesbezüglich an Ihren Arzt oder Apotheker. Warme Bauchwickel wirken lindernd. Zum Essen eignen sich Kartoffeln und Bananen besonders gut.

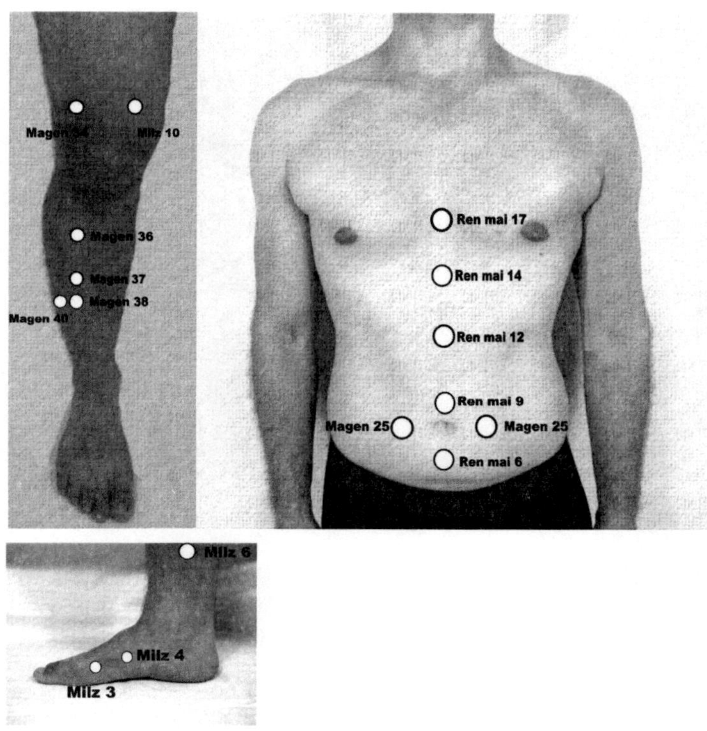


### *18.9 Reizdarm- Reizmagensyndrom*

- Magen 36, Magen 25, Milz 4, Milz 6, Ren mai 12, Ren mai 14, Ren mai 9

Überdenken Sie Ihre Ernährungsweise, ein kontrolliertes Fasten (z.B. Basenfasten, Kur mit Reis-Congees-Kraftsuppen) kann Linderung bringen. Ebenso sollte unter Umständen ein Darmaufbau mit Probiotika erfolgen. Psychischer Stress kann ebenfalls eine Rolle in der Entstehung von Magen- Darm- Beschwerden spielen, versuchen Sie sich einen Moment Zeit zu nehmen, um sich selbst zu reflektieren. Wie geht es Ihnen momentan? Gibt es etwas was Sie womöglich beschäftigt und im wahrsten Sinne auf den Magen schlägt? Überlegen Sie, ob die Einnahme von Kräutern (z.B. Pfefferminze, Kamille, Kümmel, Kurkuma, Kaffekohle, Myrre, Anis, Fenchel) und Nahrungsergänzungsmittel für Sie in Frage kommen.

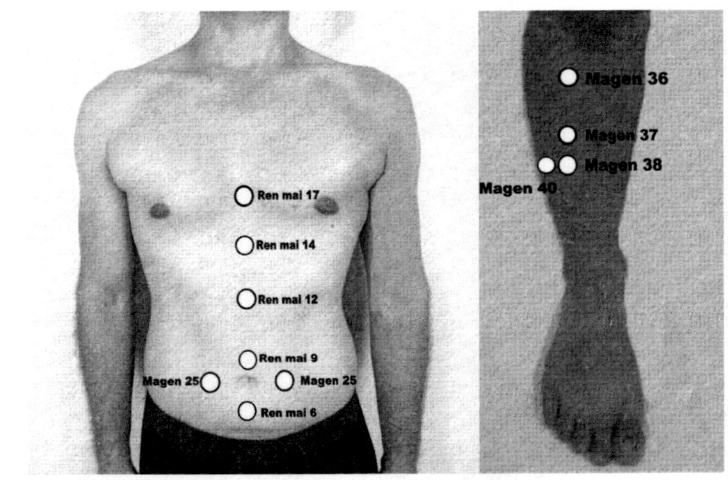


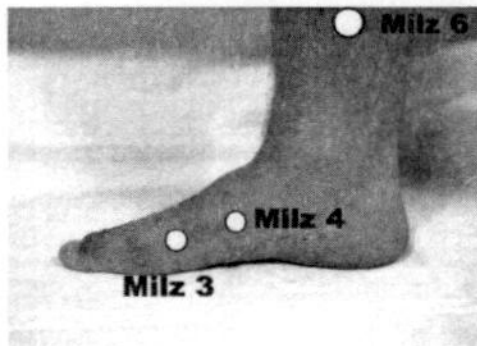


### *18.10 Übelkeit*

- Kreislauf 6, Magen 36, Milz 3

Ingwer hat sich in der Behandlung von Übelkeit bewährt. Essen Sie dünne Scheiben roh, oder bereiten Sie einen Tee zu. Zudem gibt es einige Kräuter, welche der Übelkeit entgegenwirken. Dazu zählen: Angelikawurzel, Kamille, Kümmel, Mariendistel, Melisse, Pfefferminze, Süßholz, Fenchel.

Von der Einnahme von Schöllkraut sollte meiner Meinung nach abgesehen werden, da bisher noch nicht ausreichend geklärt ist, in wie weit eine Lebertoxizität besteht.

Ein interessanter Ansatz zur Behandlung von Übelkeit liefern jüngste Forschungen, welche Patienten an einem mit Isopropylalkohol (wird häufig zur Hautdesinfektion vor Injektionen verwendet) getränkten Tupfer für einen kurzen Moment riechen ließen.

Diese ‚Aromatherapie' bessert das subjektive Empfinden von Übelkeit in erstaunlich vielen Fällen und ist dabei so gut wie nebenwirkungsfrei.[1]

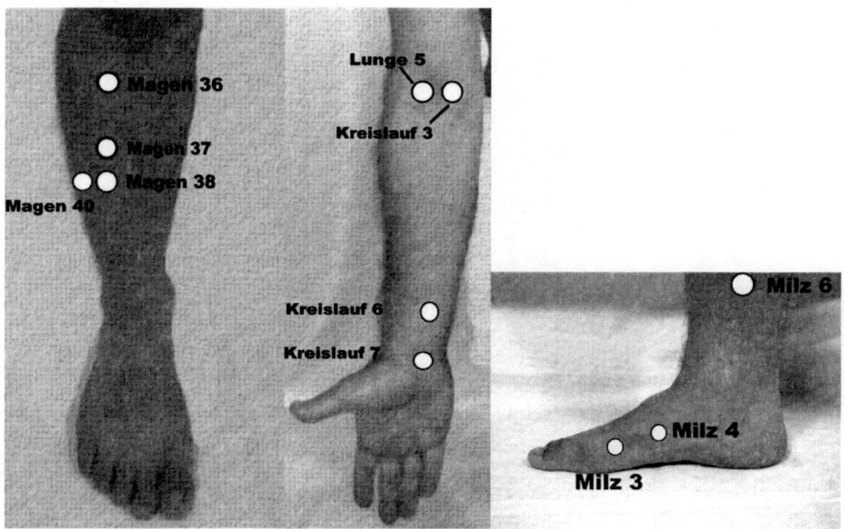


### *18.11 Funktionelle Herzbeschwerden – Herzrhythmusstörungen*

- Kreislauf 6, Herz 5, Herz 6, Herz 7, Ren 17, Blase 15 als Zustimmungspunkt des Herzens

Versuchen Sie mehr Ruhe in Ihr Leben zu bekommen. Meditieren Sie oder versuchen Sie im Rahmen der Meridiandehnung zur Ruhe zu kommen. Treiben Sie regelmäßig Ausdauersport, vermeiden Sie scharfes Essen, Alkohol, zu viel Kaffee. Essen Sie stattdessen viel Gemüse und Obst in Bio-Qualität. Artischocken wirken herzschützend und kühlen Herz-Hitze. Überlegen Sie, ob die Einnahme von Mineralstoffen, Omega 3 Fettsäuren, Magnesium und Weißdorn für Sie in Frage kommt.

[1] http://www.evimed.ch/journal-club/artikel/detail/schnuppern-an-einem-mit-isopropylalkohol-getraenkten-tupfer-hilft-bei-uebelkeit/

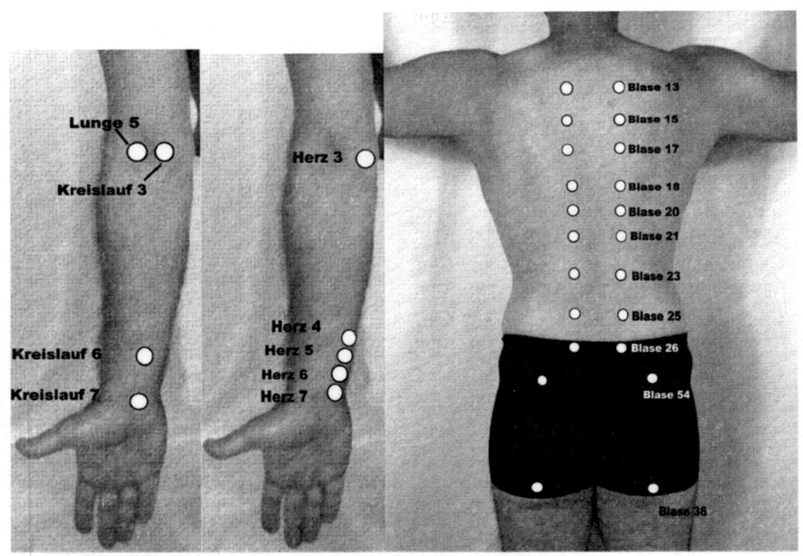


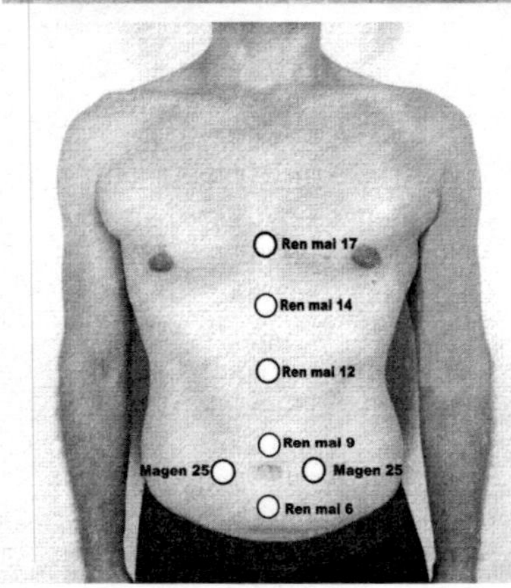


### *18.12 Bluthochdruck*

- Kreislauf 6, Niere 1, Leber 2, Leber 3, Magen 37, Magen 38,

  Eine wichtige Frage, die sich Patienten mit primärem Bluthochdruck stellen können lautet: ‚Was bereitet mir diesen Druck?'

  Nehmen Sie diesen Druck aus Ihrem Alltag. Oft steigt der Blutdruck, wenn die eigenen Erwartungen an sich selbst zu hoch sind und die nötigen Ruhe und

Erholungsphasen fehlen. Treiben Sie regelmäßig Ausdauersport, ernähren Sie sich gesund, fettarm und nehmen Sie einige Kilo ab, falls Sie übergewichtig sind. Eine Einnahme von sogenannten Adaptogene wie Ginseng oder Rosenwurz können helfen, die Stresshormone zu reduzieren um dadurch den Blutdruck zu senken. Omega 3 in einer Dosierung von etwa 2g/tägl. ist ebenfalls sinnvoll, um die Blutgefäße zu schützen.

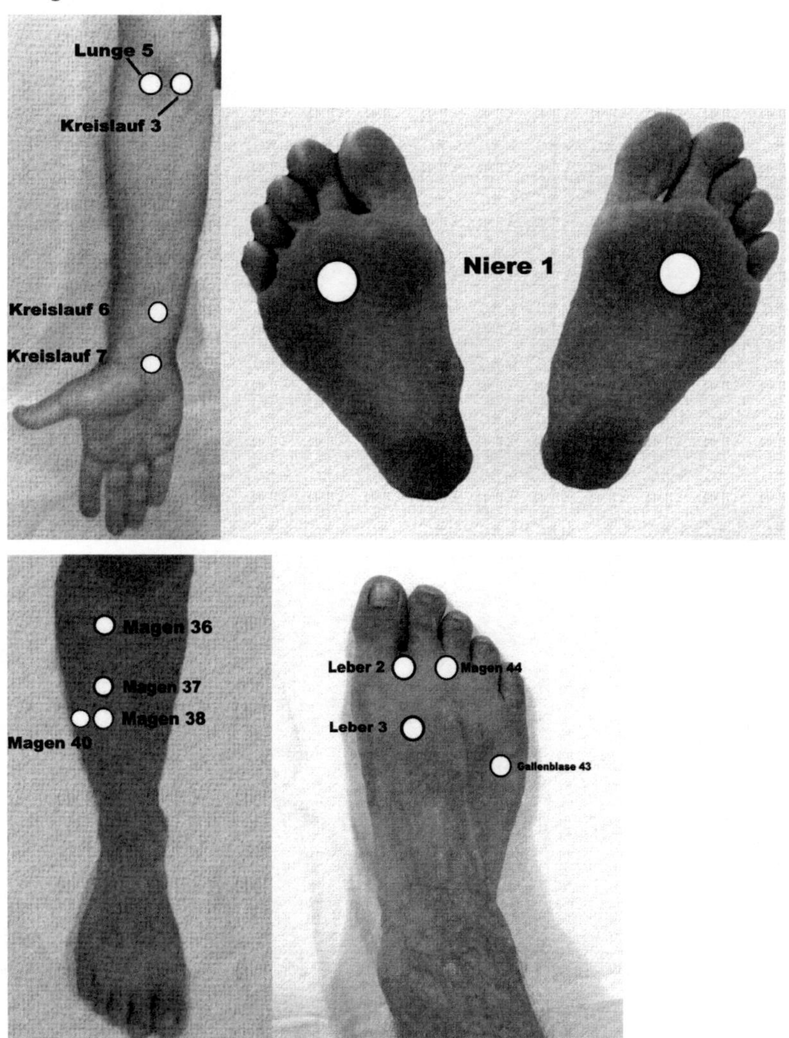

### *18.13 Allergien*

- Allergiepunkt an der Ohrspitze, Dickdarm 4, Dickdarm 11, 3-facher Erwärmer 5, 3-facher Erwärmer 3, Lunge 7, Lunge 9

Versuchen Sie Ihr Immunsystem so gut es geht zu unterstützen, dazu zählen regelmäßige Spaziergänge, Sport, Kneipp- Wassertreten, gesunde und vitaminreiche Ernährung. Eventuell kommt für Sie die Einnahme von Omega 3, Ginseng, Astragalus membranaceus oder eines Probiotikums (im Zuge einer Darmkur) in Frage. Eine Beratung durch einen naturheilkundlichen Arzt oder Heilpraktiker ist sicherlich sinnvoll.

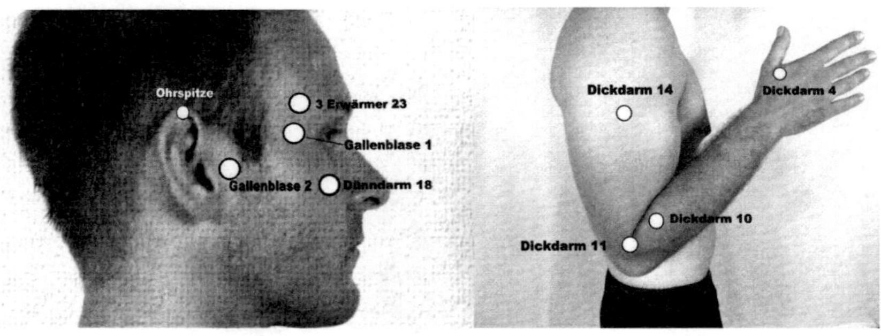


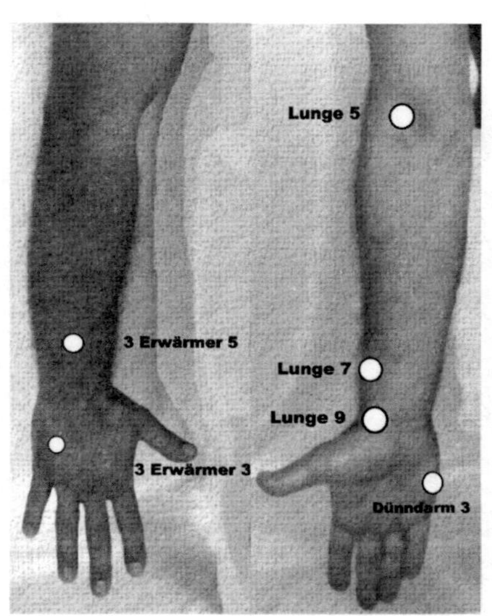

### *18.14 Karpaltunnelsyndrom*

- Kreislauf 6, Kreislauf 7, Lunge 9, Dickdarm 4

Lassen Sie eine potenzielle Nervenschädigung von einem Orthopäden ausschließen, es empfiehlt sich regelmäßige Salbenumschläge zu machen und einen Vitamin B Komplex einzunehmen, um die Regeneration des Nervs zu unterstützen.

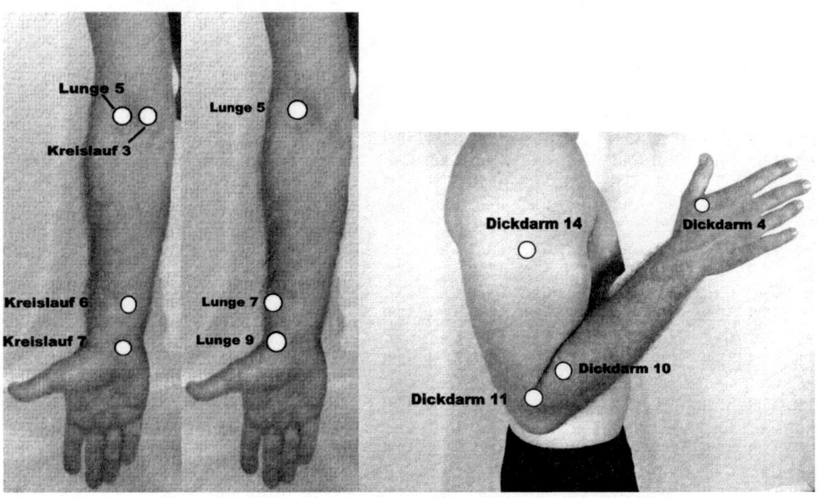


### *18.15 Schmerzen im Ellenbogen – Tennisellenbogen/ Golferellenbogen*

- Dickdarm 10, Dickdarm 11, Dickdarm 4, Herz 3, Lunge 5, Lunge 7

Stellen Sie den Arm zunächst ruhig, machen Sie Salbenverbände und vermeiden Sie schwere Belastungen. Dehnen Sie die Muskulatur des Unterarmes mehrmals täglich. Gegen die Schmerzen kann ein Präparat aus Teufelskralle hilfreich sein.

Ebenso können helfen; Wärme, Schröpfen und die Anwendung von Reizstrom.

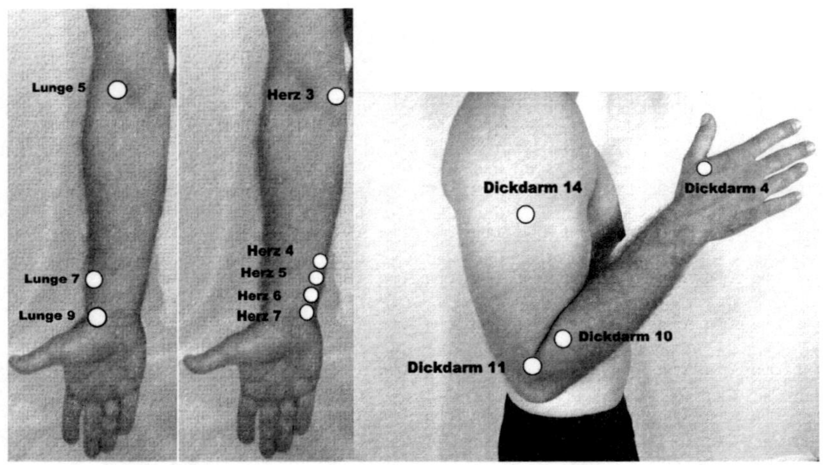


### *18.16 Schmerzen der Schulterregion*

- Dickdarm 14, Dickdarm 15, Dickdarm 4, Magen 38 auf der betroffenen Seite, alle schmerzempfindlichen Druckpunkte im Bereich der Schulter

Folgen Sie, je nach Beschwerdebild, den Empfehlungen des Arztes und Physiotherapeuten. Eine Anwendung der TDP-Lampe wäre hier in den meisten Fällen sicherlich sinnvoll. Schröpfen kann Verklebungen in der Muskulatur lösen und diese somit lockern und entspannen. Präparate aus Teufelskralle, Weihrauch oder Ingwer können die Heilung unterstützen und den Schmerz somit bessern.

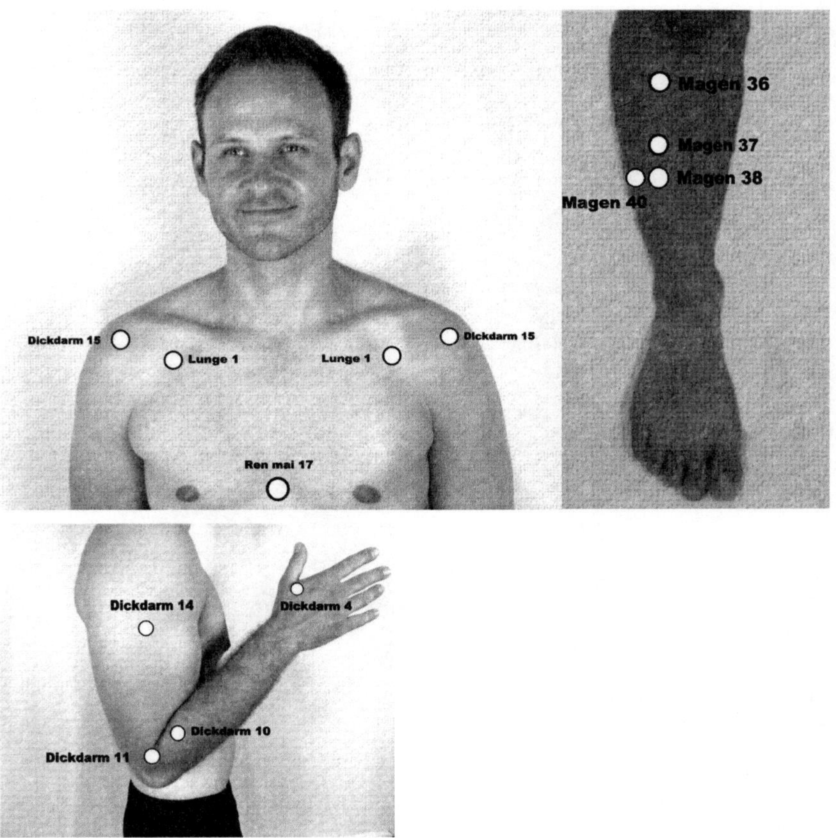


### *18.17 Schmerzen der Halswirbelsäule*

- Du mai 20, druckschmerzhafte entlang der Muskulatur, Blase 10, Gallenblase 20, 3 Erwärmer 15, Lunge 7, Dünndarm 3, Dickdarm 4

Die Anwendung von Wärme ist hier in aller Regel indiziert, da es sich bei Schmerzen der Halswirbelsäule häufig um das Eindringen von Kälte und Wind handelt. Versuchen Sie die Meridiandehnung so häufig wie möglich durchzuführen, dass die Wirbelsäule frei beweglich bleibt. Um Beschwerden durch Zugluft zu vermeiden, sollten Sie einen Schal tragen, selbst wenn es gar nicht kalt draußen ist. Gönnen Sie sich ab und zu eine

Massage und lernen Sie sich zu entspannen. Eine verspannte Muskulatur der HWS ist nicht selten das Ergebnis von zu viel Stress.

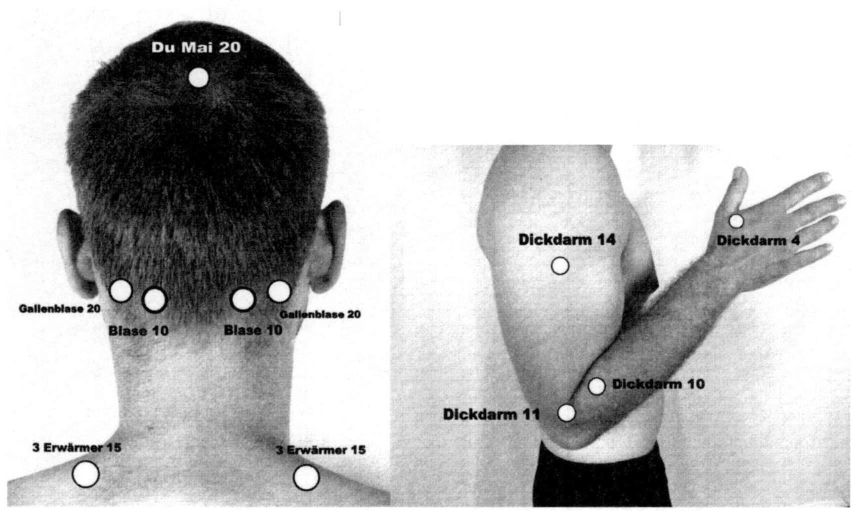


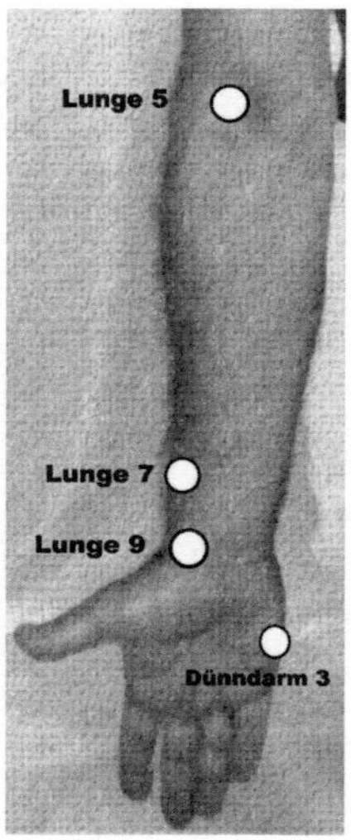

## *18.18 Schmerzen der Brustwirbelsäule*

- druckschmerzhafte Punkte entlang der Muskulatur, Punkte des Blasenmeridians welche im betroffenen Gebiet liegen, Blase 40, Blase 60

Auch hier kann die Anwendung von Wärme sehr wirksam sein. Schmerzpflaster auf der Basis von Cayennepfeffer oder anderen Substanzen können lokal eingesetzt werden. Langfristig sollte Gymnastik getrieben werden und regelmäßige Meridiandehnung erfolgen. Teufelskralle, Weihrauch und Ingwer können helfen den Schmerz zu bekämpfen. Ebenso hat sich die Anwendung von Reizstrom bei den meisten Arten von Rückenschmerz bewährt.

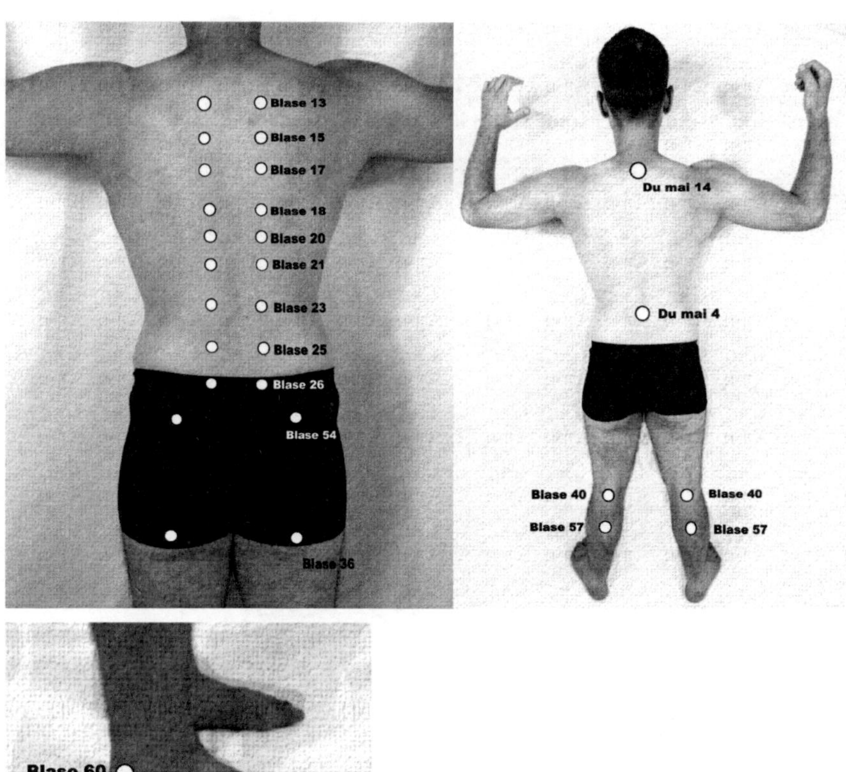

### *18.19 Schmerzen der Lendenwirbelsäule*

- Blase 40, Blase 60, druckempfindliche Punkte entlang der Muskulatur, Punkte des Blasenmeridians welche im Schmerzgebiet liegen, Gallenblase 30,

Im Verständnis der Chinesischen Medizin entspricht der untere Rücken der Wandlungsphase Niere/Blase. Sehr häufig findet sich bei Patienten mit chronischen LWS-Beschwerden ein sogenannter Nieren Qi Mangel. Um eine langfristige Besserung der Beschwerden zu erreichen, ist es daher unbedingt notwendig, dass Nieren Qi zu schonen und Stück für Stück aufzubauen. Leider ist dies bei einer Nieren Qi Schwäche ein Prozess, der viel Zeit in Anspruch nimmt. Die Patienten müssen also Geduld mitbringen. Es wird darauf geachtet, dass die Patienten einen regelmäßigen Schlaf-Wach- Rhythmus haben, sich gesund ernähren, keine Exzesse leben (Kaffee, Alkohol, Drogen, Partys, zu viel Sex, zu viel körperliche und geistige Arbeit, für die Psyche zu anstrengende Beziehungen halten) und ihre Nierenregion warmhalten.

Es sollte moderate sportliche Betätigung und Meridiandehnung stattfinden. Falls Übergewicht besteht, sollte dieses Stück für Stück abgebaut werden.

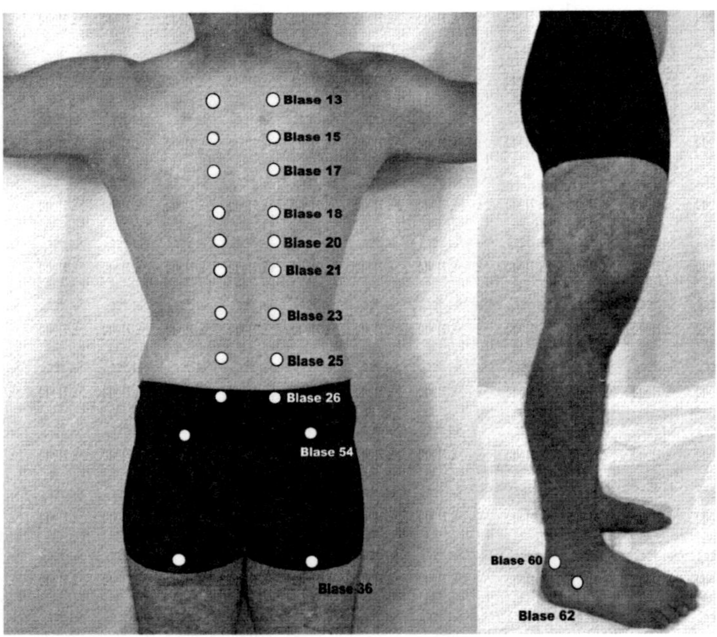

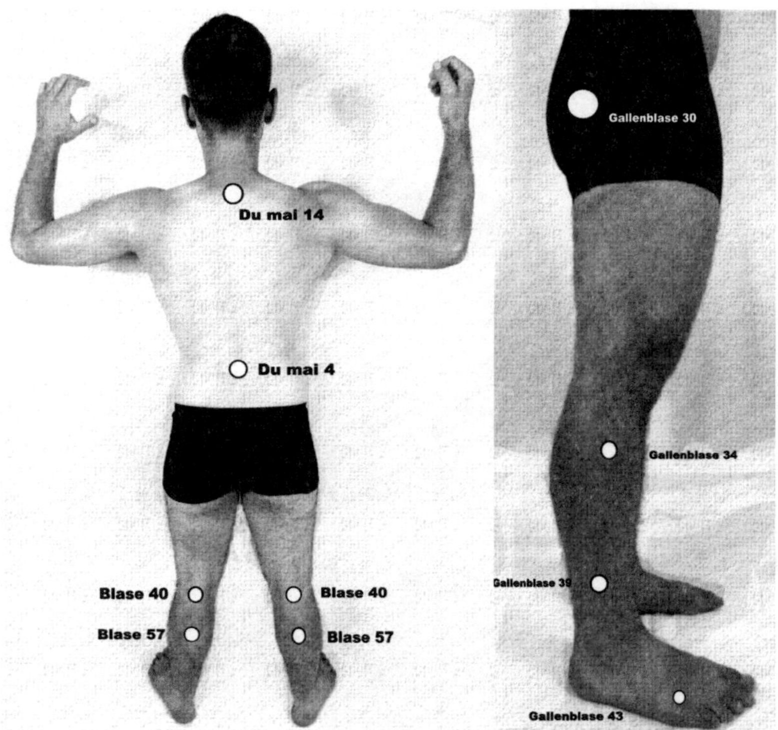


### *18.20 Schmerzen des Hüftgelenks - Hüftgelenksarthrose*

- Gallenblase 30, Gallenblase 34, Dickdarm 4, druckschmerzhafte Punkte in der Muskulatur rund um das Hüftgelenk

Wichtig bei der Hüftarthrose ist, dass eine gründliche schulmedizinische Diagnostik erfolgt, um den Grad der Arthrose festzustellen (in manchen Fällen kann nur noch eine Operation helfen, in der ein künstliches Hüftgelenk eingesetzt wird). Regelmäßige Gymnastik, Meridiandehnungen und Gehübungen sind wichtig, um die Bewegungsfähigkeit des Gelenks zu erhalten und zu fördern. Folgende Präparate können im Sinne der Chinesischen Medizin dabei behilflich sein, Schmerzen zu lindern und die Arthrosebeschwerden zu verbessern: Ingwer, Curcuma, Teufelskralle, Weihrauch, Hagebuttenpulver. Grundsätzlich wirkt sich eine Ernährungsumstellung mit Gewichtsreduktion (falls nötig) sehr häufig positiv auf den Krankheitsverlauf aus, ebenso auf die Genesung und Rehabilitation nach einer Operation.

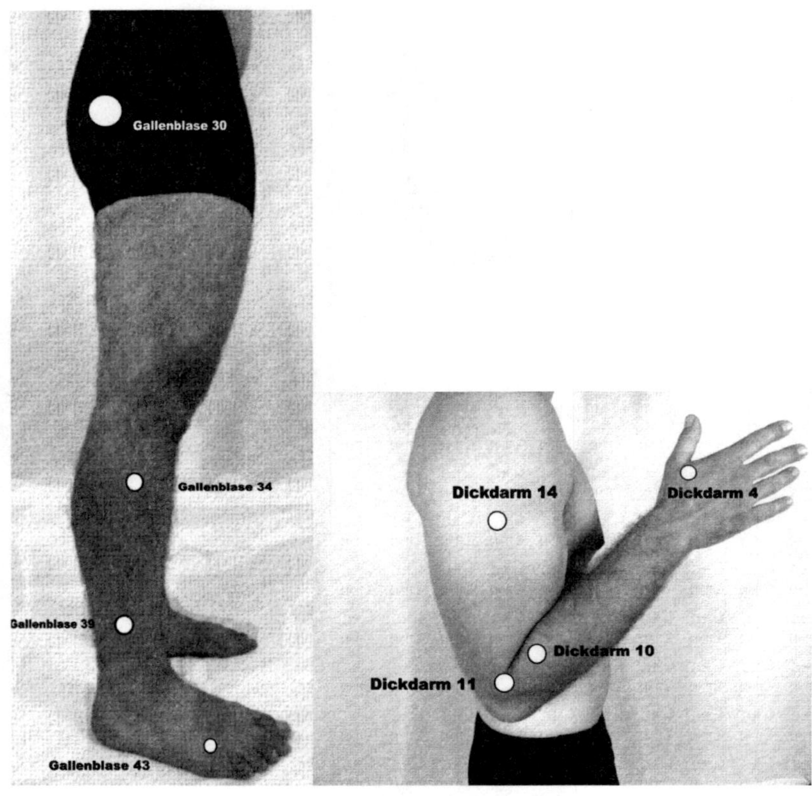


### *18.21 Schmerzen des Kniegelenks*

- Magen 36, Magen 34, Milz 10, Gallenblase 34, Blase 40, druckschmerzhafte Punkte um das Kniegelenk herum

Die Anwendung von Wärme ist im Sinn der Chinesischen Medizin bei der Kniegelenksarthrose indiziert. Die Empfehlung von Nahrungsergänzungsmittel ist gleich wie bei Hüftschmerzen. Ebenso sollte Gymnastik und Meridiandehnung erfolgen. Die regelmäßige Anwendung von Thermalwasser und die Bewegung im Schwimmbad sind sinnvoll. Auch hier kann ab einem bestimmten Stadium der Arthrose manchmal nur noch eine Operation Linderung bringen.

Die Chinesische Medizin wird dann vorsorglich zur sogenannten Prähabilitaion eingesetzt. Das Prozedere soll dazu dienen, dass eine Operation besser überstanden und die Rehabilitation beschleunigt wird.

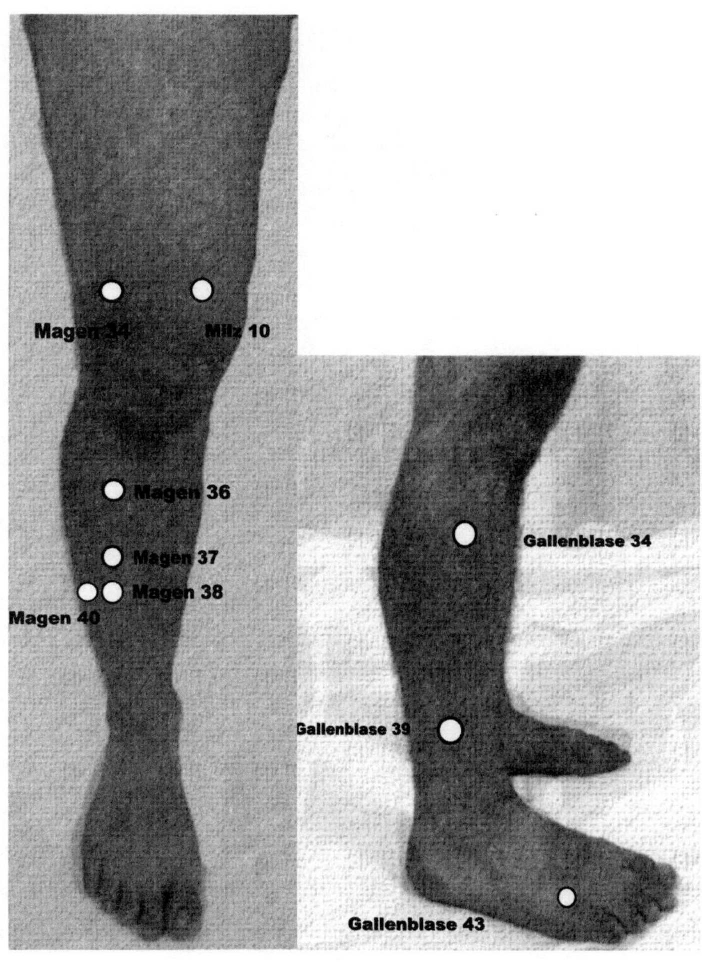

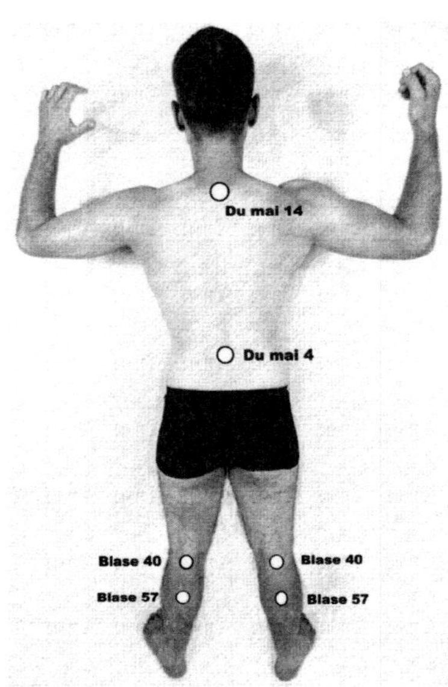


### *18.22 Rheumatoide, entzündliche Schmerzen des Bewegungsapparates und Fibromyalgie*

- Dickdarm 4, Dickdarm 11, 3-facher Erwärmer 5, 3 Erwärmer 3, Gallenblase 34, Gallenblase 43, Leber 3, lokale druckschmerzhafte Punkte in der Muskulatur

Denken Sie daran, sich gut mit Mikronährstoffen zu versorgen, gerade B-Vitamine und Vitamin C sind besonders wichtig bei dieser Erkrankung. Steigen Sie auf eine vitalstoffreiche Ernährung um, dass bedeutet viel Pflanzliches, wenig Getreide und noch weniger tierische Nahrung. Nehmen Sie 2-3g Omega 3 täglich zu sich. Entzündungshemmende Substanzen wie OPC, Curcuma, Ingwer, Teufelskralle, Weihrauch und Gerstengrassaft können dazu beitragen die Beschwerden zu verbessern. „Wer rastet der rostet." Bleiben Sie in Bewegung und treiben Sie regelmäßig Sport. Um den Muskelkater nach dem Sport auszukurieren, können Sie ein Vollbad nehmen oder eine Wärmeanwendung mit Rotlicht bzw. einer TDP- Lampe. Thermalbäder und Kneippbäder wirken sich ebenfalls oft positiv auf das Erkrankungsbild aus.

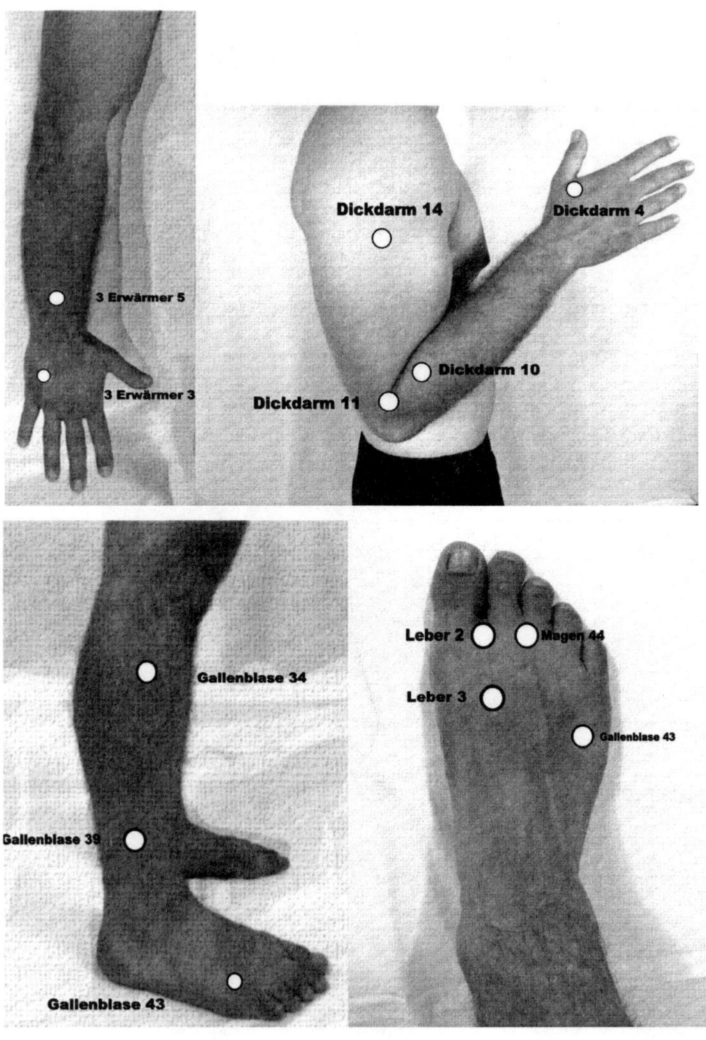


### *18.23 Neurodermitis und andere Hauterkrankungen*

- Dickdarm4, Dickdarm 11, Lunge 7, Lunge 9, Milz 4, Milz 6, Milz 10, Magen 36, Leber 2, Leber 3

Einer der wichtigsten Pfeiler in der komplementären Neurodermitistherapie ist die Anpassung der Ernährung. Es sollten wenig verarbeitete Lebensmittel, Alkohol, Fleisch, Zucker und Weißmehl verzehrt werden. Stattdessen reichlich Biogemüse, Vollkorngetreide und Wasser. Ebenfalls sollten regelmäßige Vollbäder mit Basenbadesalz (erhältlich in der Drogerie und im Reformhaus) erfolgen. Bewährte Nahrungsergänzungsmittel sind Omega 3 Fettsäuren, Milchsäurebakterien und Probiotika zur Stabilisierung der Darmflora. Die regelmäßige Anwendung von pflegenden Salben auf Naturbasis sollte ein Selbstverständnis sein. Im Sinne der Chinesischen Medizin handelt es sich um ein Krankheitsbild mit reichlich Hitze. Emotionaler Stress sollte daher vermieden werden. Ausgleichende Tätigkeiten wie Sport/ Meditation und Qi Gong sollten fester Bestandteil des Alltags werden.

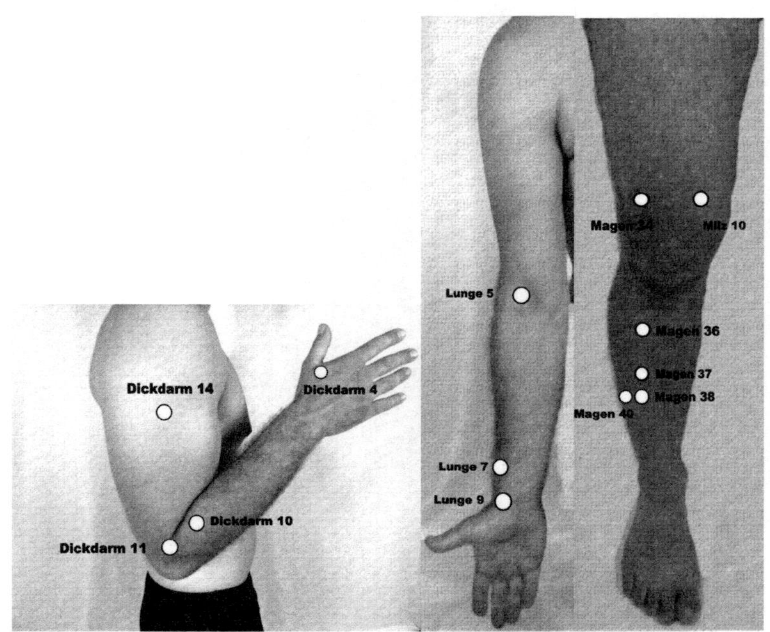

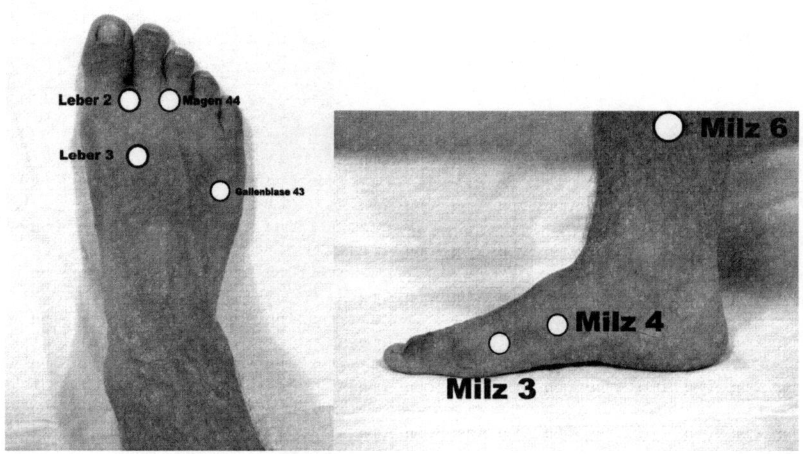


## *18.24 Depressionen*

- Herz 3, Herz 5, Herz 7, Herz 9, Lunge 7, Lunge 9, Leber 3, Niere 3, Niere 6, Niere 7, Du mai 20

Die Behandlung von Depressionen gehört in professionelle Hände. Eine Medikamenteneinnahme ist nicht in jedem Fall nötig. Eine Gesprächstherapie kann während solch einer Zeit sehr sinnvoll sein. Die Behandlung der Akupunkturpunkte ist eine gute Ergänzung und wirkt positiv unterstützend auf das Wohlbefinden. Gerade die körperlichen Begleitsymptome können durch die Punktbehandlung verbessert werden. Besprechen Sie mit Ihrem Arzt, ob die Einnahme von depressionslösenden Präparaten, wie Johanniskraut, Passionsblume oder Rosenwurz für Sie sinnvoll ist, oder vielleicht sogar kontraindiziert, da Sie ein synthetisches Präparat einnehmen sollen.

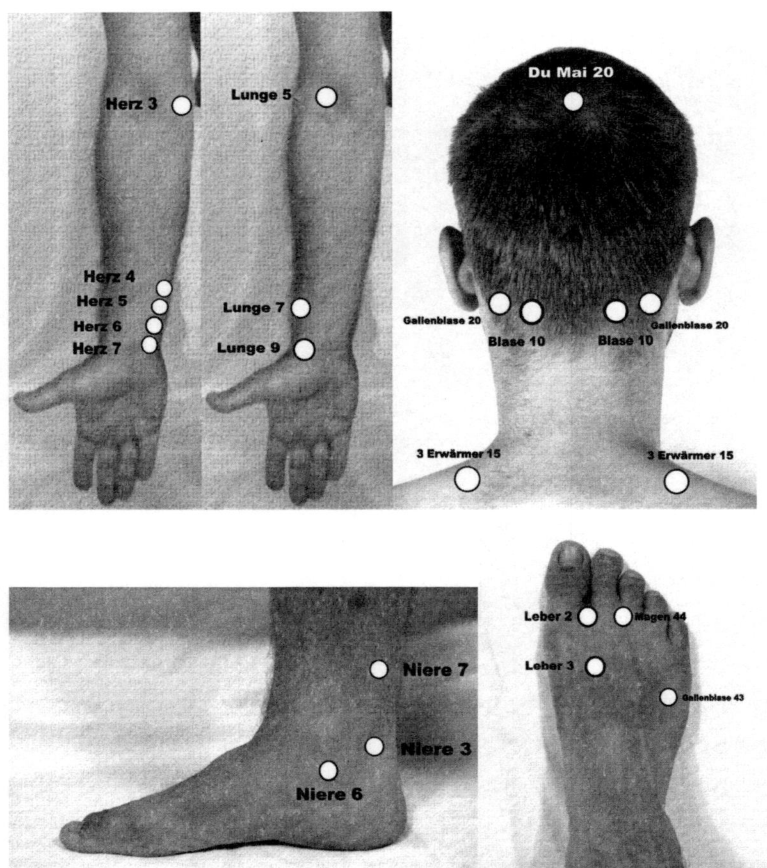


### *18.25 Angststörungen –Phobien*

- Niere 1, Niere 3, Niere 7, Ren mai 6, Herz 5, Herz 6, Herz 7

Ängste werden in der Chinesischen Medizin primär der Niere zugeordnet. Versuchen Sie daher Ihren Unterbauch, die Flanken und den unteren Rücken stets warm zu halten. Gehen Sie, wenn möglich, in die Meditation und begegnen Sie Ihren Ängsten dort auf neutraler Ebene. Es kann günstig sein, sich seine Ängste immer wieder bewusst zu machen und sie nicht als Hindernis oder Schwäche anzusehen.

Präparate mit Passionsblume, Rosenwurz, Melisse, Johanniskaut, Baldrian oder Hopfen können dabei helfen, Ängste zu lösen und eignen sich auch zur kurzfristigen Anwendung bei Flugangst, Prüfungsangst etc.

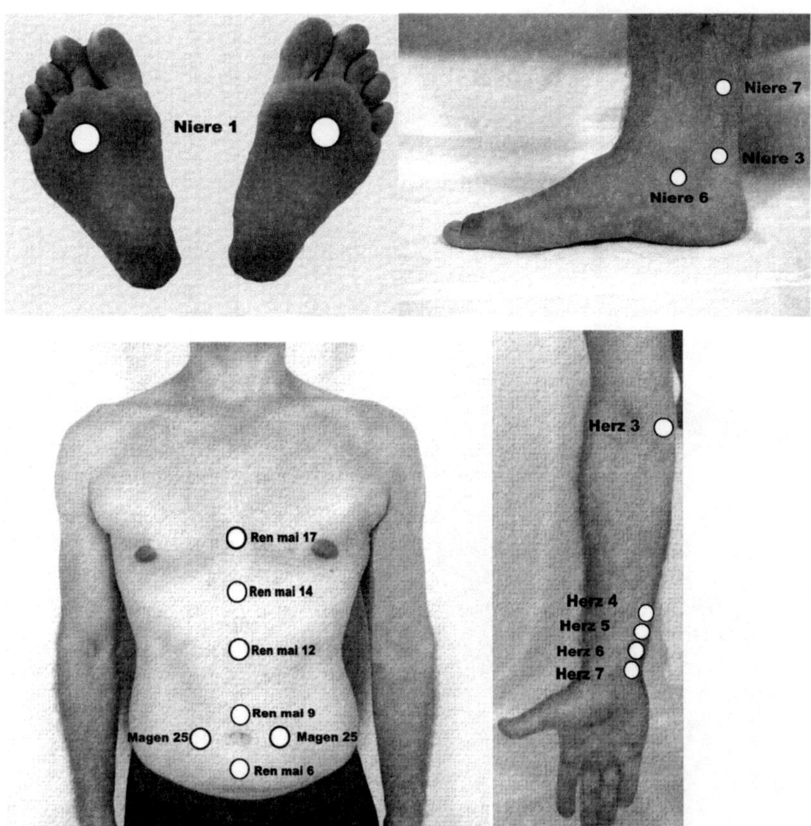


## *18.26 Schlafstörungen*

- Niere 3, Niere 6, Blase 62, Herz 3, Herz 5, Herz 7, Milz 6

Vermeiden Sie die Einnahme von chemischen Schlafmedikamenten, Alkohol oder Drogen. Es ist günstig nach 19 Uhr nichts mehr zu essen, um die Milz während der Nacht nicht unnötig zu belasten. Sorgen Sie für Schlafhygiene, das bedeutet:

Entfernen Sie alle elektronischen Geräte aus dem Schlafzimmer, lüften Sie gut durch und sorgen Sie für einen angenehmen beruhigenden Raumduft (Lavendel, Orange, Weihrauch, Bergamotte). Die Temperatur sollte im Schlafzimmer eher niedrig gehalten werden (16°-18°), machen Sie nach Belieben ein Fußbad vor dem Einschlafen. Versuchen Sie mit positiven Gedanken ins Bett zu gehen. Was macht Sie glücklich? Wo haben Sie sich das letzte Mal richtig zufrieden gefühlt? Was haben Sie noch schönes geplant in diesem Jahr? Präparate mit Baldrian, Passionsblume, Melisse, Lavendel und Hopfen haben sich als Einschlafhilfe bewährt.

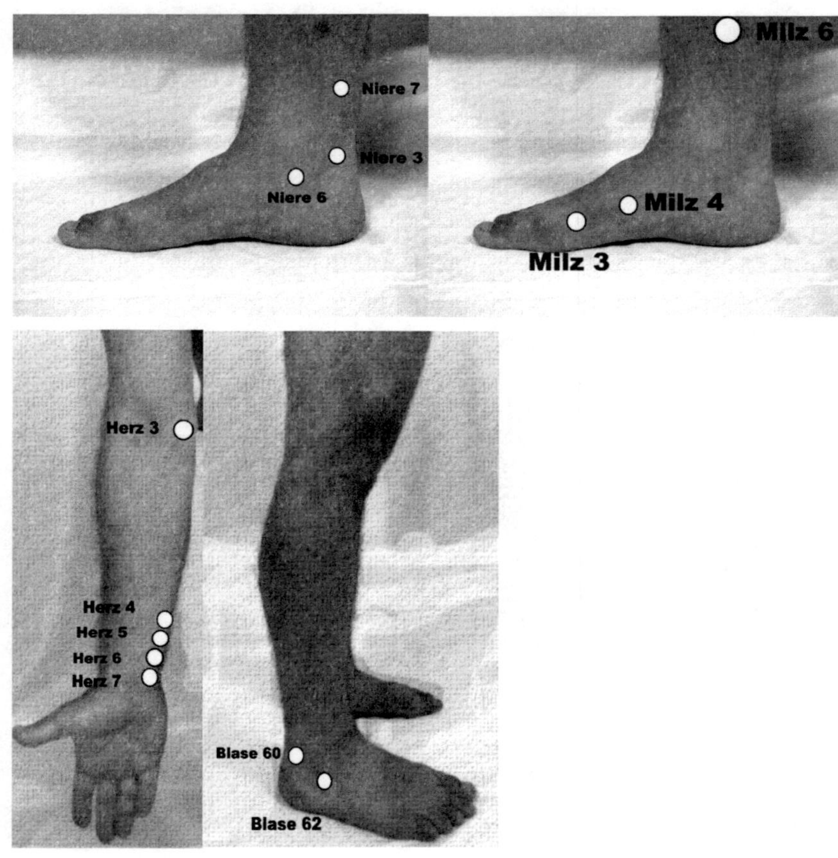

### *18.27 Menstruationsbeschwerden*

- Milz 6, Milz 4, Ren mai 4, Ren mai 6, Ren mai 8, Leber 3, Blase 23

Menstruationsbeschwerden treten häufig verstärkt auf, wenn gleichzeitig eine Leber-Qi Stagnation besteht. Der Hauptgrund für Leber-Qi Stagnationen sind Frustrationserlebnisse und nichterfüllte Erwartungen. Diese können in sämtlichen Lebensbereichen auftauchen, zum Beispiel bei der Arbeit, in der Familie oder der Partnerschaft. Eine gute Maßnahme ist gemeinsam mit dem Partner zu überlegen, was Sie verändern können, um Ihre Beziehung harmonischer zu gestalten. Vielleicht kann Ihr Mann Ihnen eine Shu-Punkt Massage geben, wenn Ihre Menstruation beginnt oder Ihnen in dieser Zeit einige Alltagsaufgaben abnehmen. Abgesehen davon hat sich die Einnahme von Mönchspfeffer beim prämenstruellen Syndrom bewährt. Bei starkem Blutverlust kann es sinnvoll sein, regelmäßig während dieser Phase mit Eisen angereicherte Säfte zu trinken, welche in der Apotheke erhältlich sind.

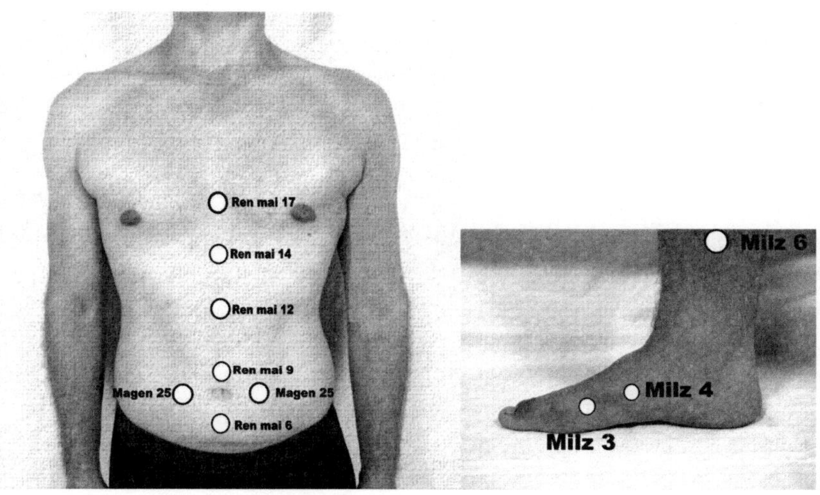

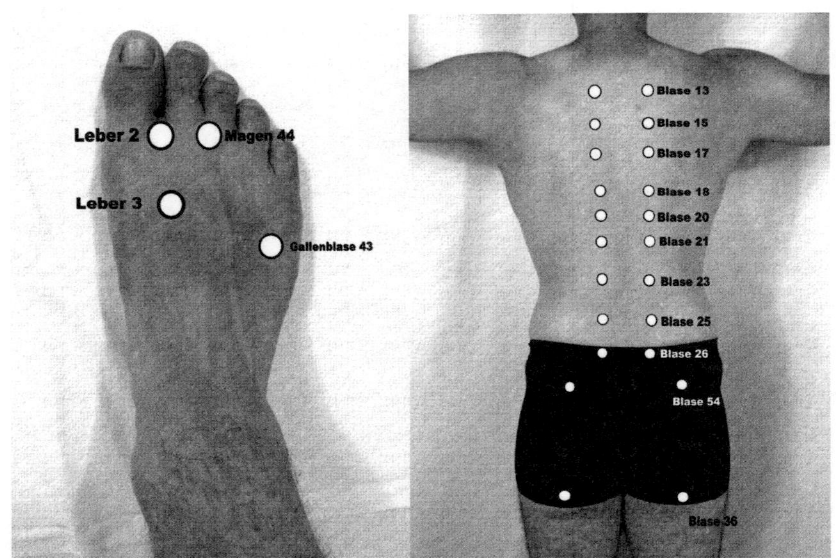


### *18.28 Wechseljahresbeschwerden*

- Milz 6, Ren mai 4, Ren mai 6, Leber 3, Blase 26, Blase 31

Um die Zeit während der Wechseljahre gut zu überstehen, empfehle ich Präparate aus sibirischer Rhabarberwurzel. Manchmal kann es nötig sein, je nach Symptomatik, noch andere Kräuter zu verordnen. Schließen Sie Frieden damit, dass Sie nun in eine neue Lebensphase übergehen. In der chinesischen Philosophie entsprechen Frauen in den Wechseljahren dem Spätsommer, einer sehr schönen Jahreszeit.

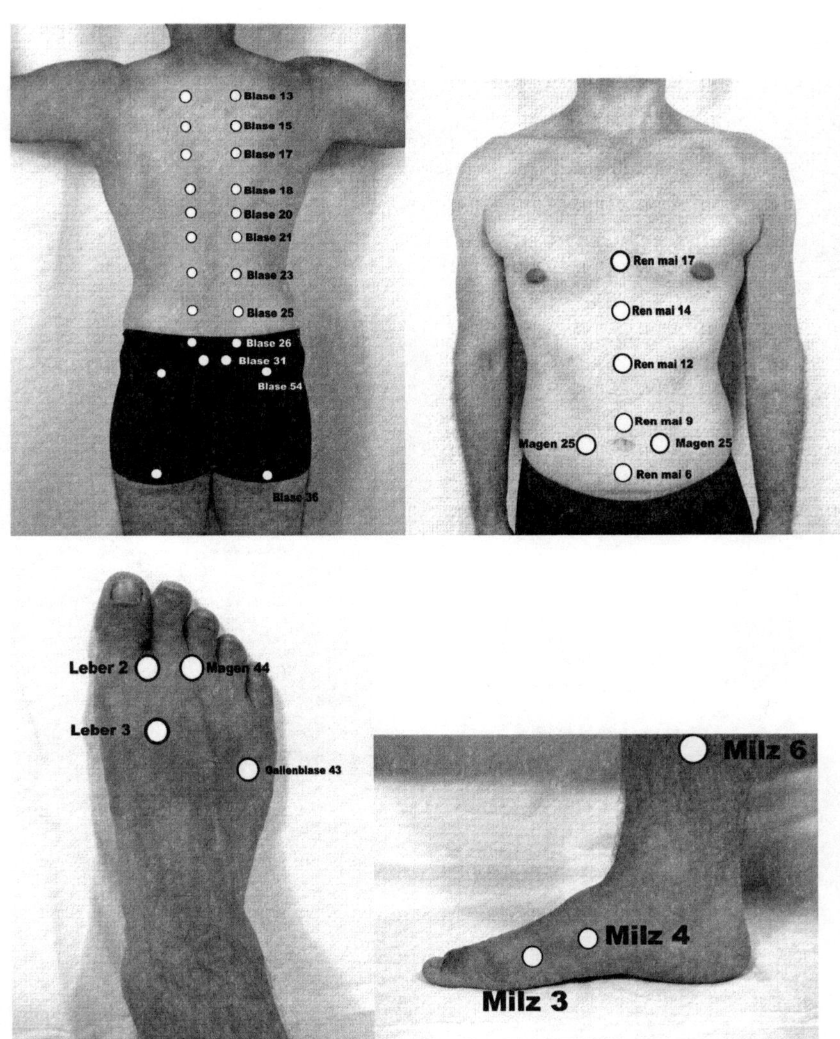


### *18.29 Blasenentzündung - Harnwegsinfekt*

- Niere 3, Ren mai 6, Ren mai 3 + Ren mai 4 (diese liegen in einer geraden Linie direkt unterhalb von Ren mai 6), Dickdarm 11, Dickdarm 4

Lassen Sie von Ihrem Hausarzt das Ausmaß der Entzündung feststellen, manchmal kann es nötig sein, Antibiotika einzunehmen. Bei einer leichten Entzündung genügen jedoch meist konservative Maßnahmen. Wärmen Sie Ihren Unterbauch und trinken Sie ausreichend Flüssigkeit. Tees aus Brennsessel wirken harntreibend und helfen so die Keime zügig auszuschwemmen. Ebenfalls bewährt haben sich Präparate und Säfte aus Cranberry, Kresse und Meerrettich.

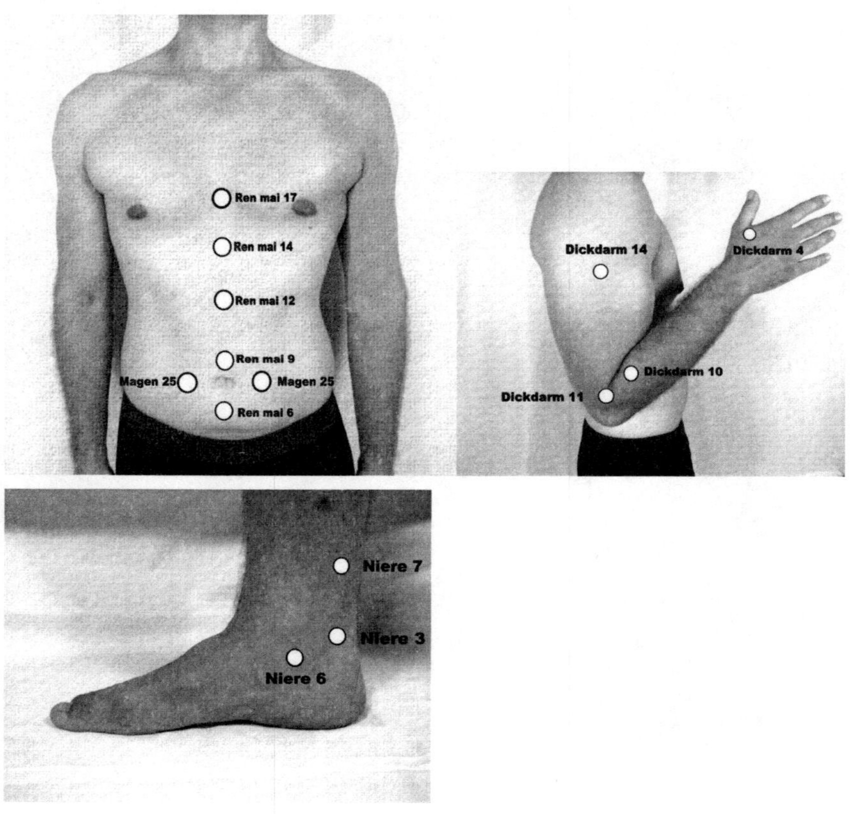


### *18.30 Impotenz*

- Ren mai 3, Ren mai 4, Ren mai 6, die Ren mai Punkte können auch gut gemoxt werden, Gallenblase 34, Niere 7, Leber 3, Milz 6

Häufig ist die Ursache für Impotenz psychischer Natur. Körperliche Ursachen wie eine Herzerkrankung sollten natürlich ausgeschlossen sein. Fragen Sie sich, ob Sie mit Ihrer Beziehung glücklich und zufrieden sind, oder gibt es Dinge, die Sie sich anders wünschen? Haben Sie unausgelebte Fantasien, welche Sie noch gerne erleben möchten? Es ist gut, das offene Gespräch mit der Partnerin zu suchen und gemeinsam an den Beschwerden zu arbeiten. Präparate mit Ginseng, Rosenwurz, Maca, Angelica und Magnesium können die Manneskraft steigern. Ein gutes pikant-scharfes Essen mit Meeresfrüchten wirkt ebenfalls anregend.

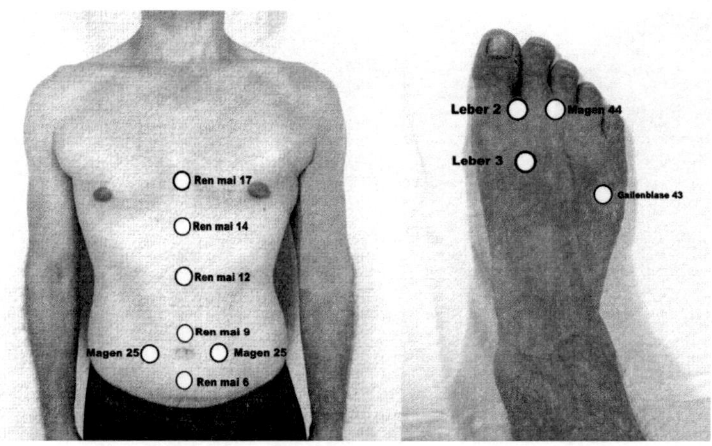

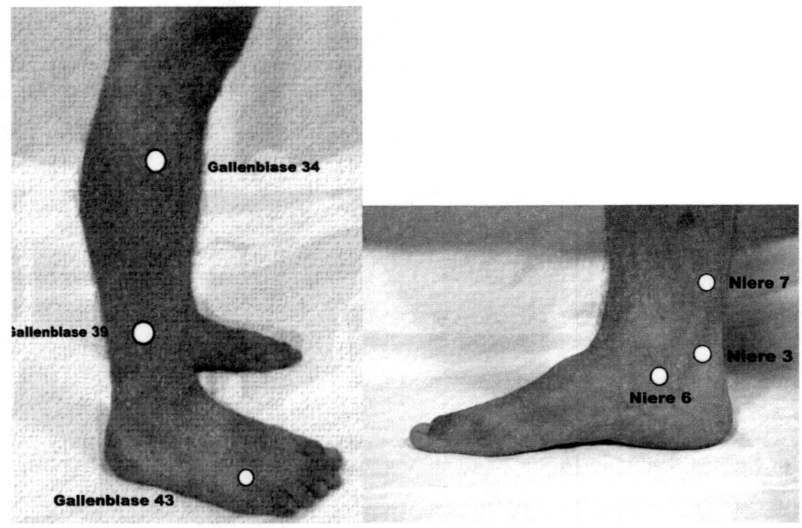


### *18.31 Immunschwäche*

- Dickdarm 4, Dickdarm 11, 3-facher Erwärmer 5, Milz 10, Yin Tang

Eine Immunschwäche kann verschiedene Ursache haben, wichtig ist diese heraus zu finden. Allgemeine Maßnahmen zur Stärkung sind indiziert: Ginseng, Grüntee, Kraftsuppen, Getreidekuren, Omega 3 Fettsäuren, ausreichend Bewegung, ausreichend Ruhephasen sind ebenso nötig, wie das Klären innerer Blockaden und Widerstände. Finden Sie heraus, was ihnen guttut und fokussieren Sie sich darauf. Der Darm als Mittelpunkt des Immunsystems sollte im Blickfeld der naturheilkundlichen Behandlung stehen. Eine Ernährungsumstellung und die Substitution von Probiotika sind in der Regel sinnvolle Maßnahmen.

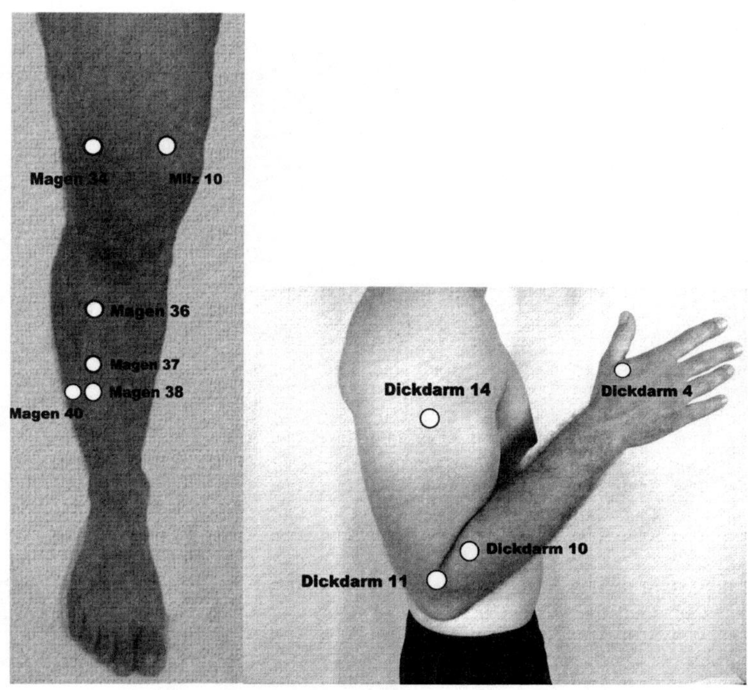

Magen 34
Milz 10
Magen 36
Magen 37
Magen 38
Magen 40
Dickdarm 14
Dickdarm 4
Dickdarm 10
Dickdarm 11

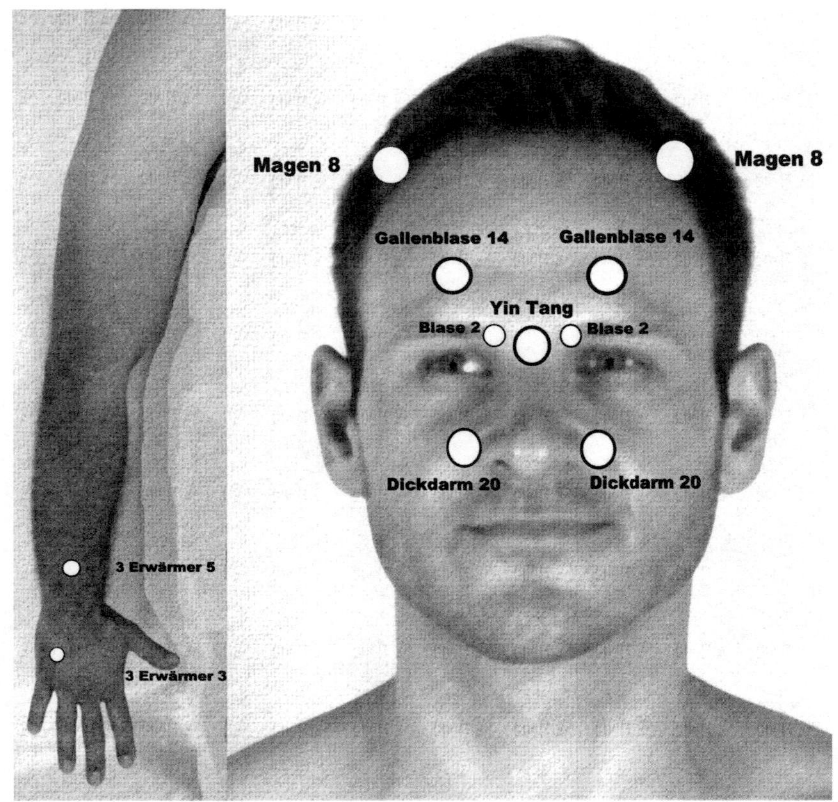


### *18.32 Erkrankungen der Augen*

- Leber 3, Blase 2, Gallenblase 43, Gallenblase 1, Gallenblase 14, Yin Tang, 3 Erwärmer 23

Denken Sie daran, genügend Vitamin A zu sich zu nehmen. Vermeiden Sie Bildschirmarbeit und nehmen Sie die Augenarzttermine regelmäßig wahr. In der Chinesischen Medizin werden die Augen dem Funktionskreis Leber/Galle zugeordnet, daher sollten diese in die Therapie miteinbezogen werden – wenig gebratenes Fleisch, Alkohol, Kaffee, scharfe Gewürze, regelmäßige Entspannung und emotionale Spannungen abbauen.

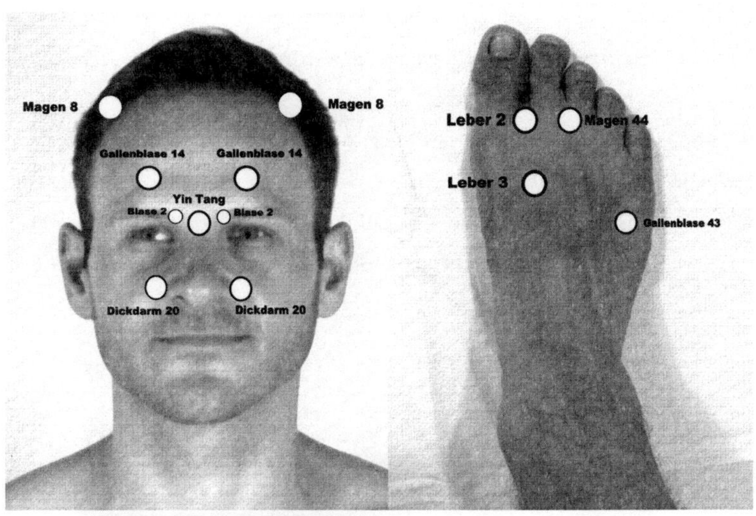


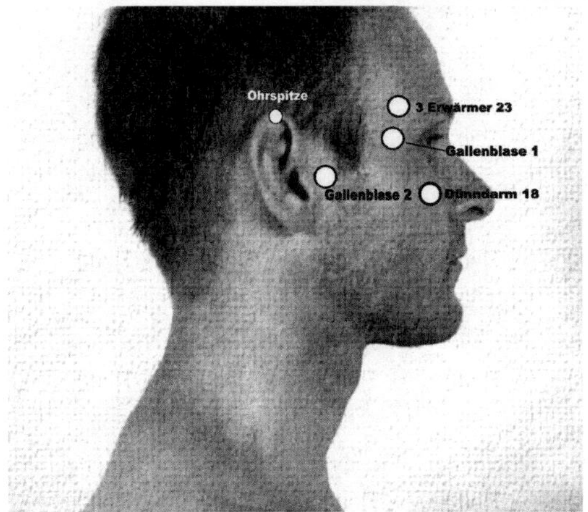


### *18.33 Erkrankungen der Ohren*

- 3-facher Erwärmer 3, 3-facher Erwärmer 5, Niere 3, Niere 7, Gallenblase 2

Vermeiden Sie Zugluft und achten Sie darauf, dass Sie ausreichend Ruhe bekommen. Stress kann die Beschwerden weiter verschlimmern. Die Ohren finden ihre Entsprechung in dem Funktionskreis Niere/Blase. Es ist bei Erkrankungen der Ohren, speziell beim Tinnitus, wichtig, sein Nieren-Qi zu stärken und zu schonen.

Dies geschieht in erster Linie durch Ruhe und Entspannung. Da das Nieren Qi im Laufe des Lebens die Neigung hat immer schwächer zu werden, sind ältere Menschen häufiger von Hörstörungen betroffen als jüngere.

Zum Nieren-Qi Aufbau sollte hauptsächlich warm gegessen werden. Lebensmittel, welche die Niere stärken, sind: Maroni, Hafer, Ginseng, kleine Mengen frischer Ingwer, Kürbiskerne, Kürbiskernöl, Walnüsse, Fenchel, Bohnen, Linsen und Brombeeren.

Vermieden werden sollte: Schichtarbeit, Exzesse mit Alkohol, Kaffee zu viel Sex, zu viel körperliche und mentale Arbeit.

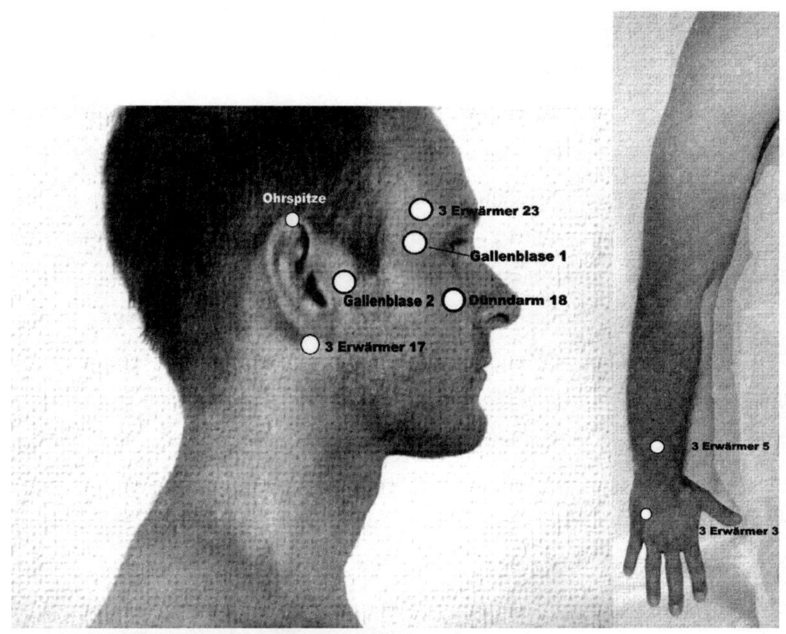


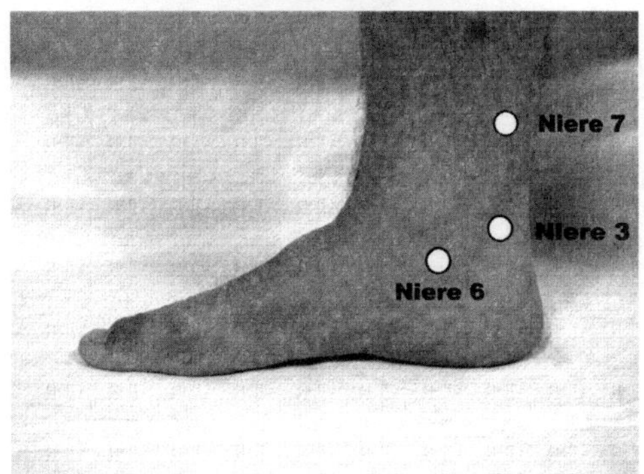


## *18.34 Schwangerschaftsbeschwerden / Geburt*

Akupressur ist ein optimaler Begleiter durch die Schwangerschaft und den Geburtsprozess, da hierdurch möglicherweise auf Medikamente verzichtet werden kann, die das ungeborene Kind belasten. Es wird empfohlen, den Punkt Dickdarm 4 während der Schwangerschaft nicht zu benutzen, da in der chinesischen Medizin ein Zusammenhang zu Früh- und Fehlgeburten beschrieben wird.

Während der Geburt selbst eignet sich der Punkt Dickdarm 4 hervorragend, um die Wehentätigkeit anzuregen und den Geburtsschmerz zu verringern.

Bestehen während einer Schwangerschaft viele Beschwerden so empfehle ich einen TCM-Therapeuten aufzusuchen, der eine differenzierte Schwangerschaftsbegleitung durchführen kann. Die richtigen diätetischen Maßnahmen, Akupunktur und spezielle Massagen sind nicht nur wohltuend, sondern helfen der Frau auch dabei, eine beschwerdeärmere Schwangerschaft zu erleben.[2]

Selbstverständlich sollte sich die Schwangere bemühen, einen allgemein gesunden Lebensstil zu pflegen. Dazu zählen eine gemüsereiche Vollkosternährung mit einigen Ausnahmen wie rohes Fleisch, Fisch, einige Käsearten, usw. Nahrungsergänzung mit Folsäure und je nach Fall eventuell Eisen, Vitamin B12 und Magnesium.

Das vollständige vermeiden von Alkohol, Zigaretten, Drogen.

Genügend Schlaf, moderate Bewegung, Stressreduktion, Meditation, das Bemühen um eine liebevolle Partnerschaft.

Bei folgenden Beschwerden während der Schwangerschaft kann die Behandlung der Akupunkturpunkte helfen:

- Übelkeit: Magen 36, Kreislauf 6
- Energiemangel, Müdigkeit: Magen 36, Milz 4, Milz 6
- Niedergeschlagenheit, Depression: Herz 7, Magen 36, Niere 3 + 7
- Kopfschmerzen: Du Mai 20, Gallenblase 14, Magen 8, Yin Tang, Gallenblase 20, Blase 10
- Geburtseinleitung, Während der Geburt: Dickdarm 4, Blase 60, Niere 1

[2] https://www.rosenfluh.ch/media/gynaekologie/2010/05/akupunktur.pdf

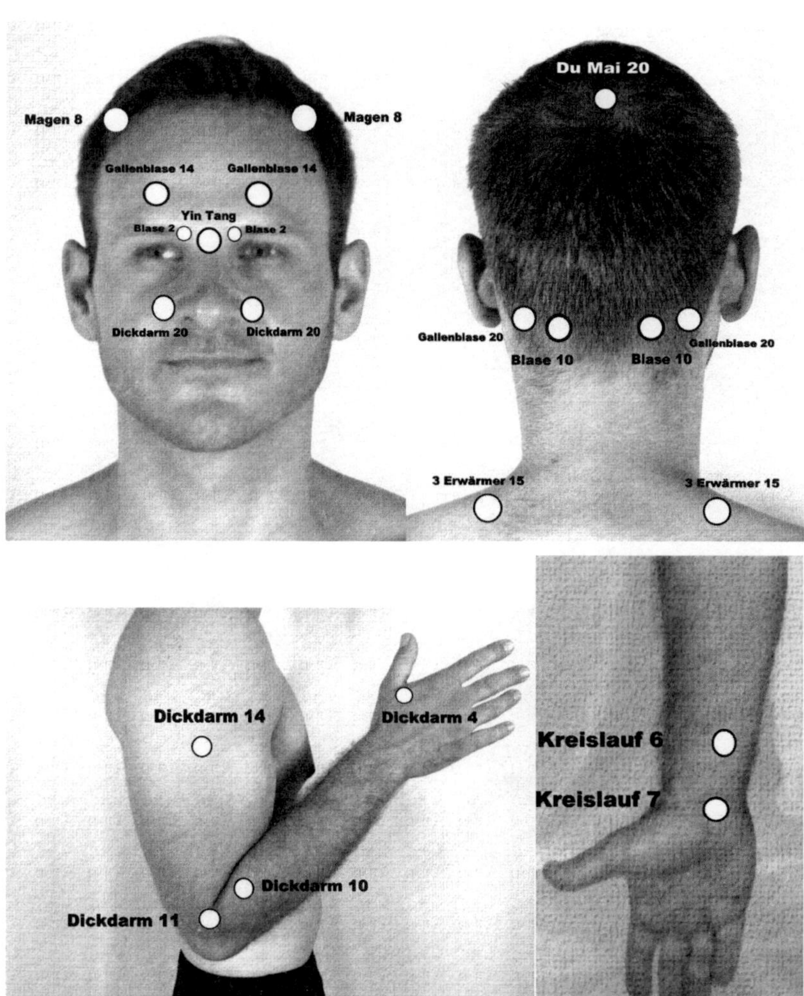

Magen 8
Magen 8
Gallenblase 14
Gallenblase 14
Yin Tang
Blase 2
Blase 2
Dickdarm 20
Dickdarm 20
Du Mai 20
Gallenblase 20
Blase 10
Blase 10
Gallenblase 20
3 Erwärmer 15
3 Erwärmer 15
Dickdarm 14
Dickdarm 4
Dickdarm 10
Dickdarm 11
Kreislauf 6
Kreislauf 7

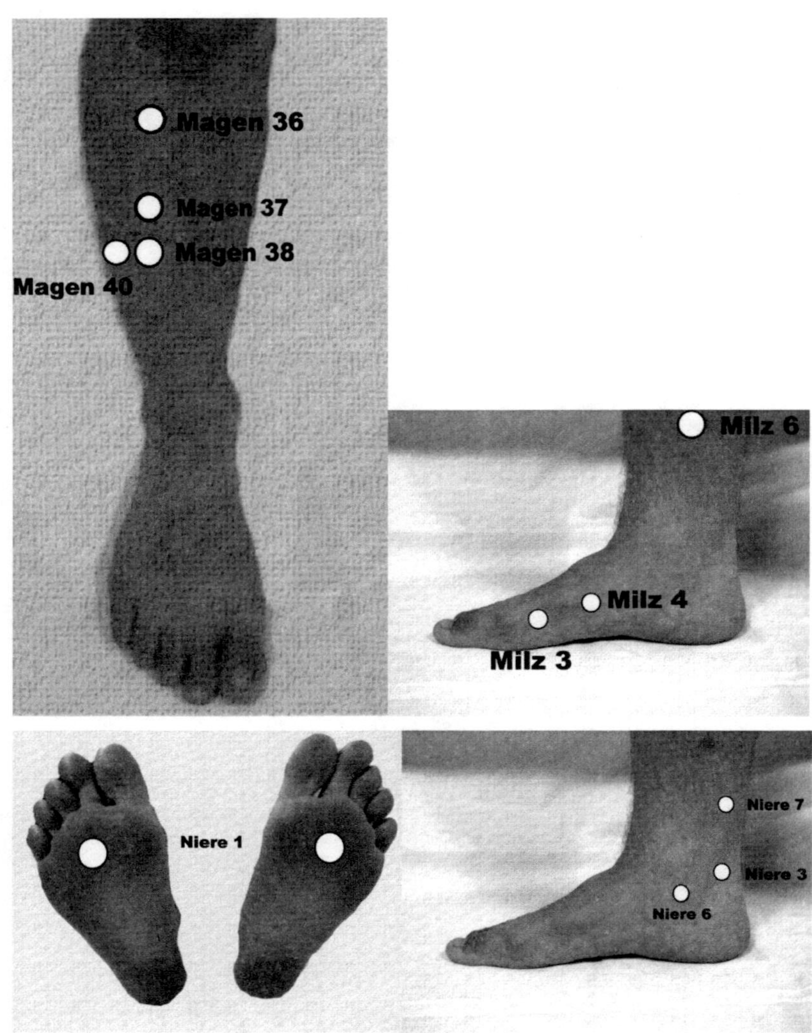
Magen 36
Magen 37
Magen 38
Magen 40
Milz 6
Milz 4
Milz 3
Niere 1
Niere 7
Niere 3
Niere 6

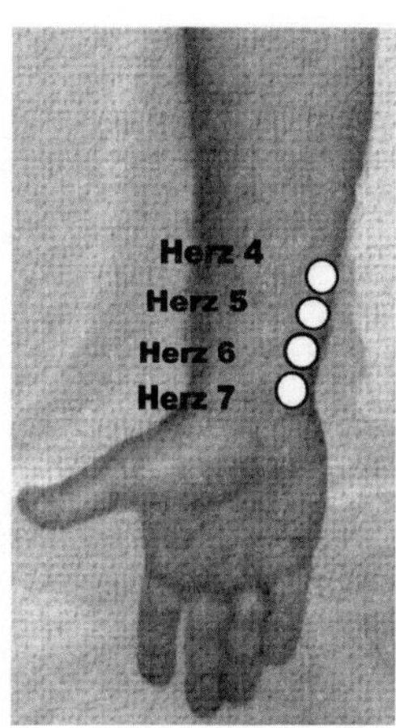


## 19. Kurze Exkursion: Ohrakupunktur

In den 1950-er Jahren entdeckte ein französischer Arzt aus Lyon namens Paul Nogier, dass das menschliche Ohr für weitaus mehr gebraucht werden kann als „nur“ zum Hören.

Paul Nogier stellte fest, dass viele seiner Rückenschmerz-Patienten aus der nordafrikanischen Bevölkerung eine kleine Kauterisationsnarbe im Ohr an der Stelle des Ischias-Punktes hatten. Auf seine Nachforschungen fand er heraus, dass diese Methode unter sogenannten Wanderärzten bzw. Medizinmännern in anderen Ländern weit verbreitet ist. Paul Nogier entdeckte, dass in der Form des Ohres ein menschlicher Fötus zu finden ist, anhand dieses Fötus entstanden die speziellen Behandlungsareale.

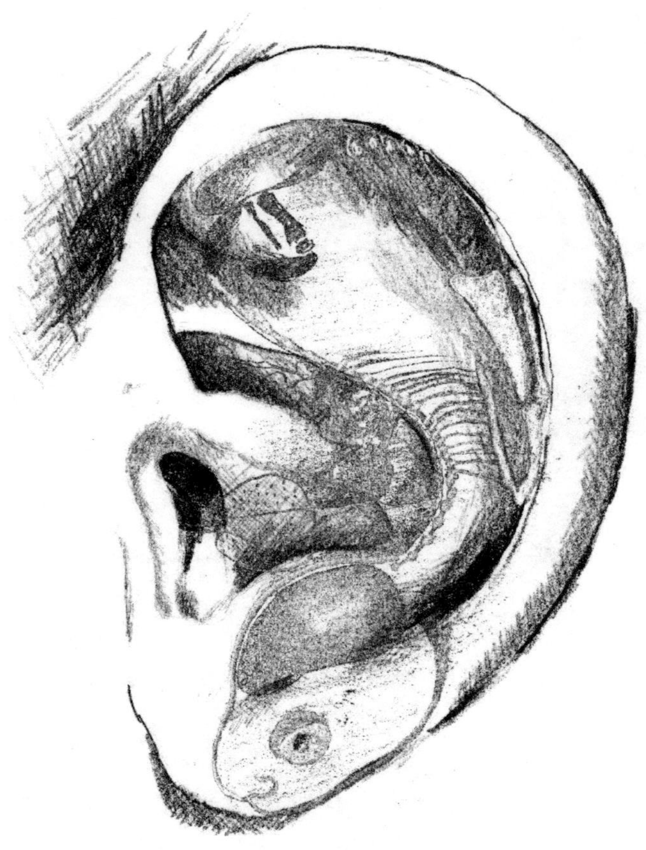

Nogier Ohr

Im Laufe der letzten 50 Jahre wurde diese Methode stark verfeinert und spezifiziert. Besonders Ärzte aus Deutschland, Frankreich, der Schweiz und Österreich waren an dieser Entwicklung beteiligt. So bedient sich die Ohrakupunktur heute modernster Gerätschaften zur genauen Punktlokalisation, Diagnostik und Therapie.

Um die Ohrpunkte zu nutzen ist es allerdings nicht unbedingt notwendig diese speziellen Methoden zu erlernen. Für den Anfang genügen ihre beiden Hände. Massieren Sie ihre

Ohren damit ein paar Minuten, oder die Ohren ihrer Patienten. Dabei können Sie die verschiedenen Areale wie Sie im Bild dargestellt sind berücksichtigen.
Eine Ohrmassage wirkt beruhigend und entspannt das vegetative Nervensystem. Dadurch entspannt sich die Muskulatur und die Qi-Zirkulation wird verbessert. Das Verfahren sollte etwa 2 Minuten in Anspruch nehmen.

## 20. Konzept der wunderbaren Punkte von Meisterin Li

Meisterin Li war eine Ärztin der Chinesischen Medizin, die im Laufe ihres Lebens nach Amerika kam und dort Patienten zu Zeiten der Industrialisierung akupunktierte. Es ging nicht lange da hatte es sich herumgesprochen, welche Ergebnisse die „wundersame" Ärztin aus Fernost erzielte und so konnte sie sich schon nach kurzer Zeit nicht mehr vor den „Patientenmassen" retten. Ein Konzept musste her. Wie kann man in möglichst kurzer Zeit möglichst viele Patienten effektiv behandeln? Die Patienten standen schon Schlange bis zum nächsten Block. Meisterin Li beobachtete, das der Lebenswandel der Amerikaner die Hauptursache ihrer Beschwerden war. Es waren weder extreme Witterungsbedingungen, noch Hungersnöte, oder schlimme Infektionswellen. Die Mischung aus Stress, Hektik, schlechtem, fettigen Essen, Alkohol, Zigaretten und mangelnder Seelenpflege brachte die Menschen hier aus „ihrer Mitte" und produzierte Hitze. Diese Dezentrierung der Mitte hat weitreichende Folgen. Es öffnet die Wege für „100 Krankheiten". Zwar kamen die Menschen mit unterschiedlichen Krankheitsbildern, die Ursache war jedoch bei den meisten dieselbe, Milz-Qi Mangel und Leber-Qi Stagnation. So entwickelte sie eine Punktkombination, die allen Patienten helfen sollte. Ohne Aufwendige Diagnostik und Patientengespräche hatte Meisterin Li enorme Erfolge damit.

Die Kombination lautet wie folgt:

- Magen 36 tonisiert die Mitte, gibt Energie, baut Qi, Blut und Säfte auf
- Milz 6 baut besonders viel Yin auf und stärkt somit die Mitte
- Dickdarm 4 löst Stagnationen, beseitigt Hitze, Wind und andere pathogene Faktoren
- Dickdarm 11 reguliert das Immunsystem und beseitigt Hitze in besonderem Maß
- Lunge 7 reguliert die Qi- Verteilung und löst die Psyche

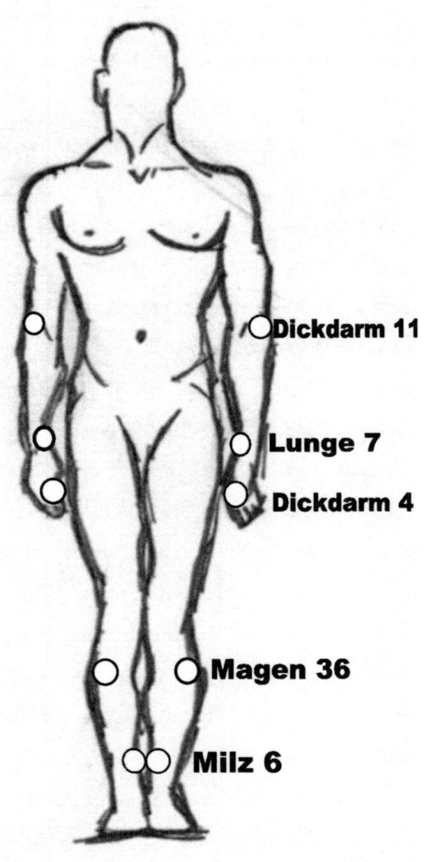


Da die Leber häufig überreagiert und sich aggressiv auf andere Funktionskreise ausdehnt, war Meisterin Li der Meinung, man solle die Leber nicht direkt angreifen, sondern sie über „die Mitte“ harmonisieren. In starken Fällen von Leber-Qi Stagnation kann Leber 3 trotzdem zusätzlich hilfreich sein und Entlastung bieten.

## 21. Meridiandehnung – Leben heißt Bewegen

Ist ein Meridian in seiner Funktion eingeschränkt, so kann das viele verschiedene Ursachen haben. Es kann sein, dass pathogene Faktoren (Wind, Hitze, Kälte... etc.) von außen eingedrungen sind, es kann sein, dass das Gewebe traumatisiert wurde (Unfall, Verletzung, Operationsnarben) oder der Muskel nicht ausreichend gedehnt wurde. Im chinesischen Kontext wird dies häufig als die Folge von „Wind“ diagnostiziert und behandelt. Abgesehen von der Akupressur der lokalen und übergeordneten Akupunkturpunkte, können Dehnübungen äußerst effektiv sein.

Sehen wir uns einmal die allgemein gültige Pathogenese (Krankheitsentstehung) von Muskelverspannungen an. Der Muskel kann durch unterschiedliche Ursachen gereizt werden. Meistens ist Überbeanspruchung oder eine Fehlhaltung ursächlich für das Leiden. Wird der Muskel wider seine Natur bewegt und beansprucht, entstehen zunächst feinste Risse im Muskelgewebe, diese führen im Anschluss zum bekannten Muskelkater. Häufig bilden sich die Beschwerden danach zurück, manchmal verhärten sich die Muskelpartien aber auch und es entsteht eine chronische Verspannung. Die Muskeln ziehen daraufhin manchmal so stark an den Knochen, das diese ebenfalls in eine Fehlhaltung geraten. Es entstehen chronische Schmerzen und ein Teufelskreis entsteht (siehe nächste Seite):

*Fehlhaltung/ Überbelastung*

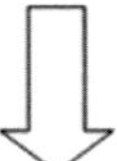

*Muskelverspannung → Schmerz → der Muskel verkrampft sich*

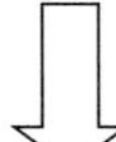

*Es reduziert sich die Durchblutung des Muskels.*

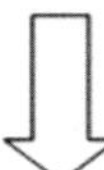

*Durch die Minderdurchblutung werden Stoffwechselendprodukte (Schlacken) des Muskels und Abbauprodukte die bei der Minimalentzündung des Muskels entstehen, nicht richtig abtransportiert.*

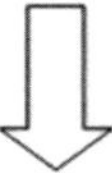

*In Folge verkrampft sich der Muskel noch weiter und verschlimmert die Schmerzen, der Kreislauf beginnt von neuem.*

Diesem Phänomen lässt sich jedoch vorbeugen. Durch die regelmäßige Gymnastik bleiben die Muskelfasern elastisch und bringen sich nach Verspannung schneller und leichter wieder in die Ursprüngliche Form zurück. Der Muskelstoffwechsel wird angeregt, was die Regenerationsfähigkeit der Muskulatur steigert.

Doch dafür brauchen wir eigentlich keine Traditionelle Chinesische Medizin, denn die Gymnastik war lange Zeit täglicher Bestandteil des Lebens in Deutschland. Leider hat sich das geändert, die klassischen Sportarten wie die Gymnastik verlieren immer weiter an Popularität. Übungen zur Meridiandehnung beziehen sich zwar gezielt auf die Meridiane, diese können aber auch mit anderen Dehnübungen beeinflusst werden.
Durch die Dehnung der Meridiane werden diese wieder elastisch und ermöglichen einen freien Fluss von Qi. Blockaden werden aufgehoben und Schmerzen dadurch gelöst.

Die Dehnübungen fördern das allgemeine Wohlbefinden, nicht zuletzt, weil die inneren Organe durch den freien Qi-Fluss mit ausreichend Energie versorgt werden können. Die tägliche Durchführung fördert die Fokussierung des Geistes (Shen) und trainiert die persönliche Fähigkeit der Disziplin. Im Rahmen vom Qi-Gong erreichen die Übungen manchmal beinahe einen meditativen Charakter. Das beruhigt, baut Stress ab und sollte daher gerade in unserem häufig hektischen Alltag nicht fehlen. Probieren Sie es aus. Was verändert sich durch die Meridiandehnung? Wie verändert sich ihre Körperhaltung im Alltag?

Die Wissenschaft konnte vor nicht allzu langer Zeit nachweisen, wie sich die Körperhaltung auf unser Gemüt auswirkt. Ein Mensch, der sich bemüht aufrecht zu gehen, den Kopf oben zu halten und die Brust heraus, fördert damit sein Selbstbewusstsein. Ein Mensch der häufig lächelt oder lacht, beugt Depressionen vor, ganz gleich aus welchem Grund er lacht oder ob das Lachen überhaupt ernst gemeint ist. Das bedeutet Sie stärken Ihr Charisma, ihr Selbstbewusstsein und ihre Psyche indem sie die richtige Körperhaltung einnehmen.
Eine gesunde ausgeglichene Psyche, das weiß jeder Arzt, stärkt auch auf physischer Ebene den Organismus. Das Immunsystem arbeitet effizienter und ist weniger anfällig für Infekte, die Patienten nehmen Schmerz anders bzw. nicht so stark wahr und das vegetative Nervensystem arbeitet ausgeglichener. Das wiederrum hat zur Folge, dass weniger Stresshormone ausgeschüttet werden, was Herz und Gefäße schützt, denn Blutdruck und Puls bleiben eher niedrig. Ich könnte die Aufzählungen hier ins Unendliche weiterspinnen, warum es gesünder ist an seinem persönlichen Stresslevel zu arbeiten und solche Maßnahmen wie die Meridiandehnung ernst zu nehmen.

Im Folgenden werden die Dehnung abgebildet sein. Sollten Sie es nicht exakt so ausführen können wie auf den Bildern, nicht verzagen. Manchmal ist die Muskulatur derart verkürzt, dass es einige Zeit dauert bis die gewünschte Dehnung erreicht werden kann. Dehnen Sie immer wieder bis zur Schmerzgrenze, anfangs auch gerne zwei-dreimal täglich. Dann werden Sie ihr Ziel bestimmt bald erreichen. Langfristig sollte es genügen jeden Meridian etwa 30 Sekunden täglich zu Dehnen.

*6 Minuten am Tag für einen ausgeglichenen Bewegungsapparat - Viel Spaß beim Trainieren!*

Vorbereitung auf die Meridiandehnung

Setzen oder legen Sie sich hin und nehmen Sie eine bequeme Position ein. Bei den Dehnungsübungen geht es unter anderem darum, dass Sie lernen sich selbst zu spüren. Versuchen Sie in sich hinein zu hören. Wie fühlen Sie sich heute? Ist eine bestimmte Körperregion heute besonders verkrampft? Wie ging es ihnen den Tag über? Haben Sie gut geschlafen?

Beobachten Sie nun ihre Atmung. Nehmen Sie 7 Atemzüge hintereinander ganz bewusst wahr. Besonders wichtig bei der Meridiangymnastik ist, die Ausatmung. Während der Ausatmung entspannen die Muskeln und Körpergewebe, sodass Stagnationen (Blockaden) in den Meridianen gelöst werden und somit eine Beschwerdebesserung begünstigt wird. Während der Ausatmung kommt die blockierte Energie in einen langsamen immer gleichmäßiger werdenden Fluss. Zum Ende der Dehnung zirkuliert der Meridian deutlich besser als zuvor. Atmen Sie ruhig und gelassen aus, in etwa so, als würden Sie einen Luftballon aufblasen. Sie fühlen sich ruhig und frei.

Bei der Einatmung hingegen nehmen Sie wahr wie sich die Luft, das himmlische Qi, in ihrer Brust sammelt um sich dann im ganzen Körper, den Armen und Beinen, zu verteilen. Da die Atmung immer und überall ohnehin funktioniert, ist es möglich Sie einfach nur wahrzunehmen, mehr nicht.

Wenden Sie diese Übung während der gesamten Gymnastik an.

*Bitte beachten Sie:*

*Bei der Meridiandehnung geht es nicht darum soweit wie möglich zu kommen, sondern die Spannungslinien entlang den Meridianen zu erspüren. Während der fokussierten Atmung werden diese Spannungslinien immer wieder deutlich gemacht.*

**Übung für Lungen- und Dickdarmmeridian**

Lungen- und Dickdarmmeridian sind nicht nur wichtig bei Erkrankungen der Atemwege, sondern nehmen auch eine wichtige Rolle in der Immunantwort ein. Im seelisch-geistigen Kontext verarbeitet die Lunge Trauer und sorgt für eine gesunde

Abgrenzung. Der Dickdarm schenkt uns die Fähigkeit Dinge, Erlebnisse oder Beziehungen loszulassen. Daher sollten bei Störungen des Immunsystems, der Atemwege oder auch zur Unterstützung der Emotionen an diese Dehnung gedacht werden. Bei dieser Übung dürfen Sie stehen bleiben. Stehen Sie mit den Füßen etwas weiter als Schulterweit auseinander. Nehmen Sie ihre Hände auf den Rücken. Haken Sie nun ihre Daumen ineinander und strecken Sie ihre Zeigefinger nach oben, die restliche Hand bildet eine lockere Faust. Durch die eingehakten Finger verbinden sich Dickdarm und Lungenmeridian.

Atmen Sie nun tief ein. Spüren Sie ihren Atem in der Brust, hier ist die Lunge und verteilt ihre Energie im ganzen Organismus. Mit der Ausatmung beugen Sie sich nun weit nach vorne und nehmen ihre Arme nach oben. Arme und Beine sind und bleiben durchgestreckt. Ein Dehnungsgefühl von Schultern und Armen ist erwünscht, muss aber nicht „erzwungen“ werden. Bleiben Sie für 7 Atemzüge so stehen.

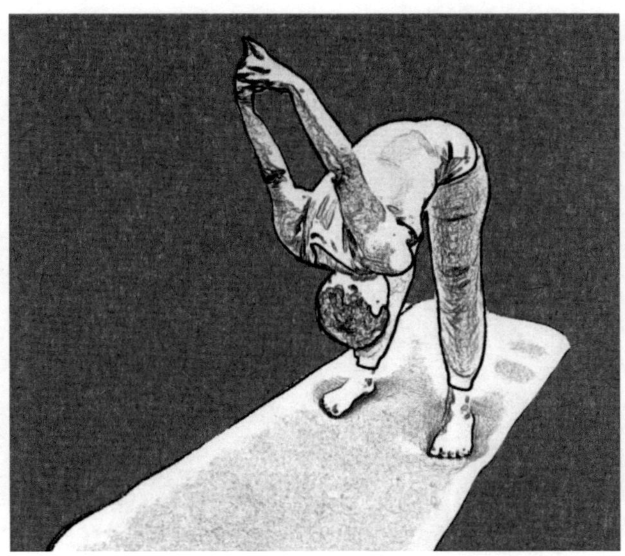

Lunge- Dickdarm / Metallelement

**Übung für Milz- und Magenmeridian**

Die Arbeit von Milz und Magen ist essentiell für die Gewinnung von neuer Lebensenergie durch die Nahrung. Die Dehnung bewirkt, dass der Meridian elastischer wird, die tiefen Bauchmuskeln werden gedehnt und entspannen sich dadurch. Das ermöglicht Milz, Magen und Gedärmen einen freien Energiefluss als Grundlage für eine gute Arbeit. Bei Müdigkeit, Störungen des Bindegewebes, Verdauungsbeschwerden und depressiven Verstimmungen sollte diese Übung öfters durchgeführt werden. Nehmen Sie eine bequeme Position im Fersensitz ein. Ihre Beine sind etwa ein Handbreit voneinander entfernt. Nun lehnen Sie sich langsam zurück und stützen sich sachte auf die Ellenbogen (sollte das zu schmerzhaft sein, oder unangenehm, so stützen Sie sich auf ihre Handflächen – mit etwas Übung werden Sie bestimmt bald beweglicher sein und können Sie Übung wie auf dem Bild bestreiten). Diese Übung erdet Sie in besonders stark, lenken Sie ihr Bewusstsein auf ihren Bauchraum und atmen Sie ruhig. Es entsteht Spannung in Brust, Bauch und Oberschenkel. Geben Sie der Spannung während der Ausatmung nach. Spüren Sie diese Spannungen und lassen Sie sie wieder los. Halten Sie diese Dehnung für mindestens 7 Atemzüge.

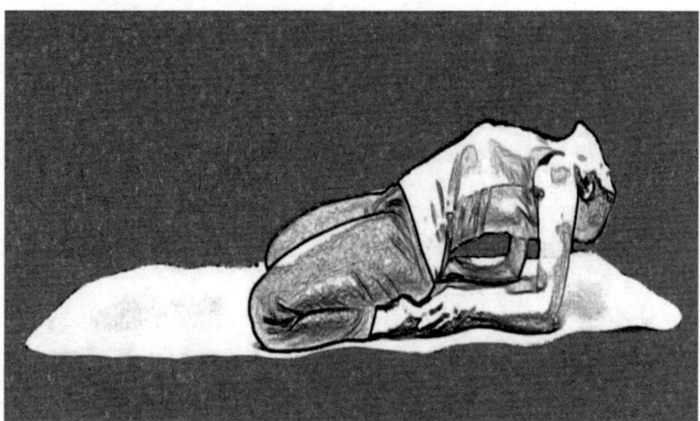

Milz- und Magenmeridian / Erdelement

Sollten Sie diese Übung beherrschen, so versuchen Sie die erweiterte Dehnübung. Stützen Sie sich dabei mit dem Kopf auf, der Rücken bildet so eine kleine Brücke. Führen Sie ihre Hände über den Kopf und zeigen Sie vom Kopf weg.

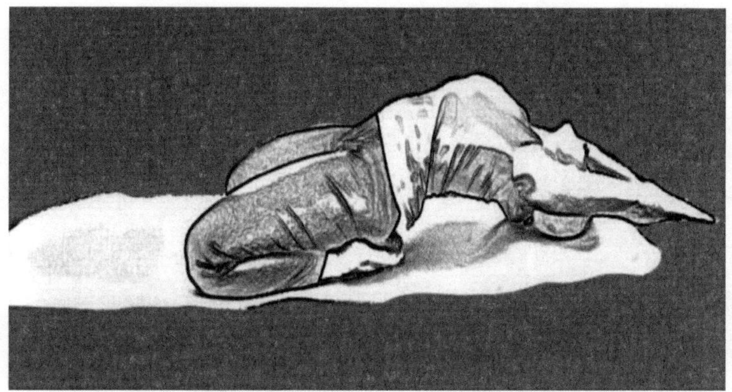

Milz- und Magenmeridian / Erdelement

**Übung für den Herz- und Dünndarmmeridian**

Die Herzübung beruhigt und kräftigt das Herz sowie das Bewusstsein Shen. Der Geist wird fokussierter, der Herzschlag harmonisiert sich und Sie lernen auf Ihr Herz zu hören. Setzen Sie sich entspannt auf den Boden und legen Sie ihre Fußsohlen aneinander. Dabei fallen die Knie locker zur Seite. Umgreifen Sie mit ihren Händen nun ihre vorderen Füße. Spüren die Wärme die sich nun bildet und atmen Sie tief ein. Konzentrieren Sie sich nun auf ihren Herzschlag. Ist er schnell oder langsam, stark oder eher schwach?

Beugen Sie sich nun nach vorne und ziehen ihren Oberkörper leicht Richtung Füße. Möglicherweise spüren Sie nun ein ziehen in der Leiste (das ist gewollt und darf wahrgenommen werden). Ihr Herz nähert sich Füßen und Händen.

Die Ellenbogen ziehen vor die Unterschenkel nach vorne unten. Es entsteht nun möglichweise eine Spannung in den Armen und der Schulterregion. Das sind Herz – und Dünndarmmeridian. Spüren Sie die Spannungslinien und atmen Sie kontrolliert um Blockaden fließen zu lassen.

Der Rücken sollte gerade gehalten werden und der Nacken entspannt. Spüren Sie wie ihr Herz mit jeder Ausatmung ruhiger und harmonischer schlägt, Nackenverspannungen sich lösen und ihr Oberkörper sich langsam wieder zurück in seine Ursprungsform aufrichtet.

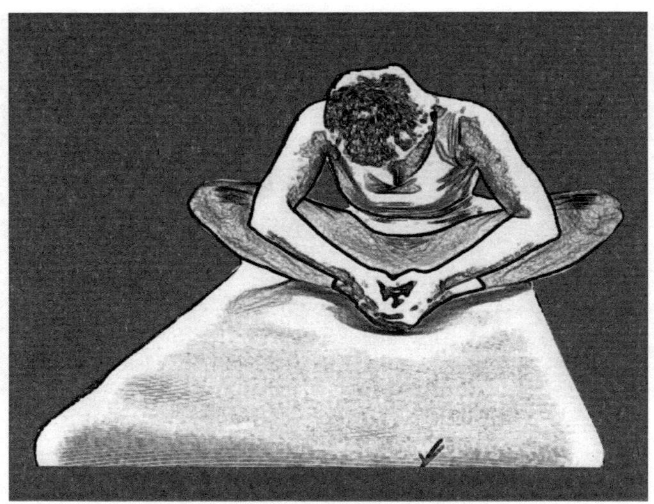

Herz- und Dünndarmmeridian / Feuerelement

**Übung für den Kreislauf und 3- fachen Erwärmer**

Diese Übung stärkt das Feuerelement und schützt Herz und Immunsystem. Durch den 3- fachen Erwärmer wird Einfluss auf den gesamten Organismus genommen. Er unterstützt dabei die adäquate Zusammenarbeit von den verschiedenen Organsystemen. Setzen Sie sich auf den Boden in den Schneidersitz. Beugen Sie sich mit dem Oberkörper nach vorne und legen Sie ihre Handflächen jeweils auf die gegenüberliegenden Außenseiten ihrer Knie. Dabei muss der Rücken nicht gerade bleiben, sondern darf abgerundet werden. Ziehen Sie ihre Knie mit den Händen leicht zueinander und beugen Sie sich währenddessen ein kleines Stück weiter nach vorne. Spüren Sie ihren Rücken, wie er sich zwischen den Schulterblättern dehnt und frei wird. Diese Übung ist sehr bequem und kann bei fokussierter Atmung fast schon einen meditativen Charakter bekommen. Achten Sie auf ihre Atembewegungen und spüren Sie in ihre Hände hinein. Die Unterarme können in fertiger Position so gedreht werden, dass ein Spannungsgefühl in Handgelenken und Unterarmen entsteht. Verbleiben Sie in dieser Übung 7- 12 Atemzüge lang.

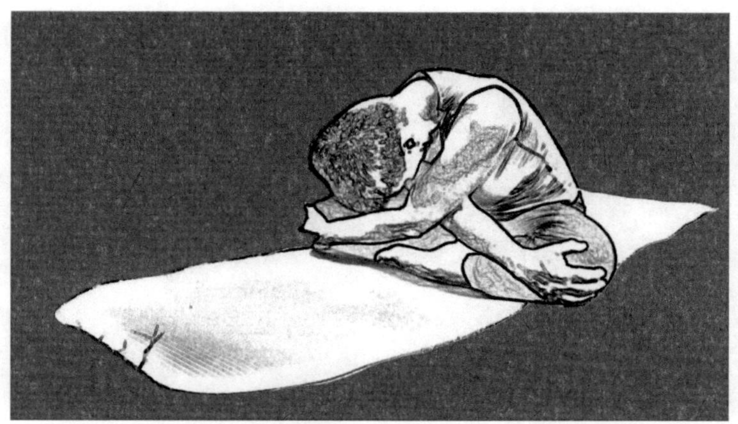

Kreislauf- und 3 Erwärmermeridian / Feuerelement

**Übung für den Nieren- und Blasenmeridian**

Diese Übung ist besonders effektiv bei Schmerzen von Rücken und Nacken. Der Blasenmeridian zieht über die gesamte Körperrückseite, daher wirkt sich die Übung auch stark auf diese aus. Im seelisch- geistigen Kontext stärkt der Nierenmeridian das Urvertrauen und gibt Rückhalt bei Ängsten und schwacher Konstitution.

Setzen Sie sich auf den Boden und strecken Sie die Beine nach vorne weg. Die Fersen sind dicht beieinander und berühren gleichmäßig den Boden. Die Zehen sollten insgesamt etwas in Richtung Oberkörper zurückgezogen werden. Nehmen Sie nun ihre Arme nach oben über den Kopf und verhaken Sie ihre Finger ineinander, sodass die Handflächen nach oben zeigen. Dann beugen Sie sich langsam nach vorne und richten ihre Hände in Richtung Fußzehen und versuchen diese zu berühren. Es ist nicht weiter schlimm, wenn Sie es nicht schaffen sollten ihre Füße zu erreichen (energetisch gesehen schließen Sie trotzdem den Meridiankreislauf und bringen ihr Qi in Bewegung). Wenn Sie ihre Sitzposition erreicht haben, versuchen Sie ihren Rücken gerade zu halten sodass die Hauptbewegung aus der Leiste kommt. Spüren Sie ihre Spannungslinien in den Beinen, der Knierückseite und dem Rücken. Verbleiben Sie für 7 Atemzüge in dieser Position.

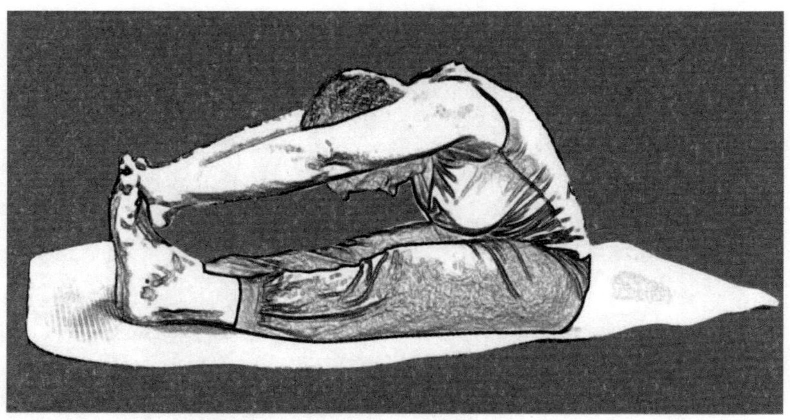

Nieren- und Blasenmeridian / Wasserelement

**Übung für den Leber- und Gallenblasenmeridian**

Diese Übung ist besonders häufig durch starke Spannungslinien entlang den Meridianen gekennzeichnet. Wind ist der Einfluss, welcher die Leber und Gallenblase in besonderem Maß angreift. Das Körpergewebe in dem sich die Leber ausdrückt ist die Muskulatur. Es kommt also häufig zu Muskelverspannungen aller Art. Mit dieser Übung bringen Sie blockiertes Leber- und Gallenblasen Qi wieder zum Fließen, das wirkt sich generell positiv auf alle Krankheitsprozesse aus. Im seelisch-geistigen Kontext wird eine Stagnation der Leberenergie durch „nicht erfüllte Erwartungen" ausgelöst, also immer dann, wenn wir nicht das bekommen was wir wollen. Gefühle wie Frustration, Wut, Dünnhäutigkeit, Reizbarkeit und Ärger werden Leber und Gallenblase zugeordnet. Diese Übung kann ein Ventil für derartige Gefühle darstellen und Sie besänftigen. Sie werden gelassen und befreien sich von Stress.

Setzen Sie sich auf den Boden und grätschen Sie ihre Beine so weit auseinander wie es möglich ist. Es sollte nur so eine starke Spannung entstehen, dass Sie noch entspannt atmen können. Nehmen Sie ihre Arme über den Kopf und haken Ihre Finger ineinander, sodass die Handflächen Richtung Himmel zeigen. Neigen Sie ihren Rumpf dann erst zum rechten und dann zum linken Bein und halten Sie die Bewegung für jeweils 5

Atemzüge. Versuchen Sie dabei ihren Kopf so zu halten das Sie fokussiert nach vorne schauen können.

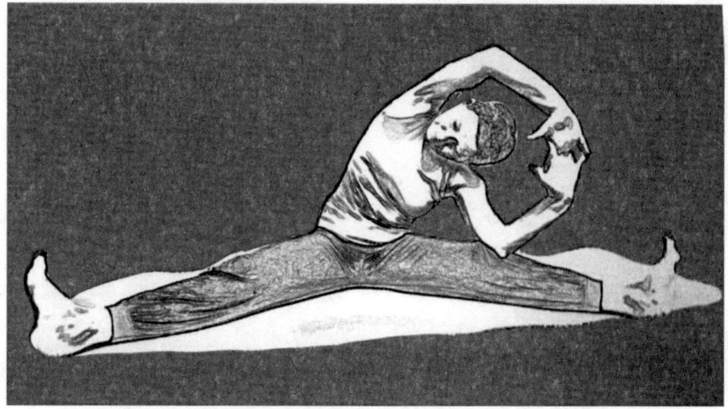

Leber- und Gallenblasenmeridian / Holzelement

Sollten Sie diese Übung gut beherrschen, so versuchen Sie die Arme nicht nur zur Seite, sondern auch nach vorne, vor den Oberkörper zu strecken. Achten Sie dabei darauf, dass ihr Rücken gerade bleibt und die Bewegung aus der Hüfte kommt. Beenden Sie diese Übung mit der Ausatmung.

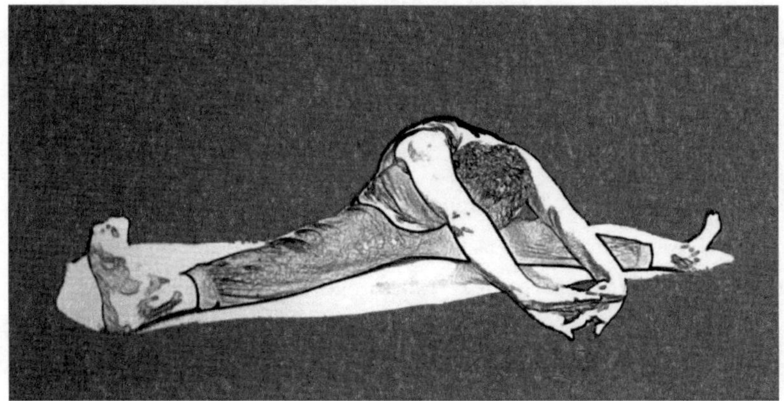

Leber- und Gallenblasenblasenmeridian / Holzelement

## 22. Die heilende Ernährung der Chinesen

Ich habe mich dazu entschieden den Bereich der TCM-Ernährung hier zumindest kurz anzuschneiden, da die Ernährung in der Therapie von Erkrankungen eine sehr wichtige Rolle spielt.

In China gibt es das Sprichwort:

*„Krankheit dringt in den Körper durch den Mund ein“*

Die Nahrung dringt durch den Mund ein und wird im Magen erwärmt, anschließend wird der Speisebrei zur Milz transportiert. Diese trennt die brauchbaren von den unbrauchbaren Bestandteilen. In der Verdauung nimmt die Milz also eine Schlüsselrolle ein, indem Sie die Nahrung genauestens filtriert. Aus dem Nahrungsbrei wird dann das sogenannte Nahrungs- Qi gewonnen.

Anschließend wird das gewonnene Qi im Körper weiter verteilt und eingesetzt, die unbrauchbaren Bestandteile werden über Blase und Dickdarm ausgeschieden.

Wir haben in diesem Prozess also schon feststellen können, dass alle Nahrung mehr oder weniger aus Qi besteht. Doch wieviel Qi haben die einzelnen Lebensmittel? Dabei gibt es große Unterschiede.

Je weiter Nahrungsmittel denaturiert werden, umso weniger Qi besitzen sie. Logisch oder? Denn mit jedem Schritt der Denaturierung werden dem Lebensmittel Bestandteile des Lebens entzogen.

Tiefgefrorenes, Mikrowellenkost, Konserven und Co. werden also als Qi- arme Lebensmittel bezeichnet.

Qi- reiche Lebensmittel sind Nahrungsmittel, welche sehr wenige Verarbeitungsschritte hinter sich haben, also zum Beispiel das frische Gemüse vom Hofladen um die Ecke, die eigenen Brombeeren aus dem Garten oder der frisch geschlachtete Hase vom Dorfmetzger. Diese Lebensmittel haben vor nicht allzu langer Zeit noch selbst gelebt und liegen nun auf ihrem Teller. In diesem Kontext enthalten Sie also noch jede Menge Lebensenergie – Qi.

| Qi- reiche Lebensmittel | Qi- arme Lebensmittel |
|---|---|
| - Frisches Obst und Gemüse<br>- Nüsse, Samen<br>- Sämtliche frische Kräuter – Basilikum, Schnittlauch, Petersilie etc.<br>- Vollkorngetreide, ganz besonders das volle Korn, gekocht als Congee<br>- Frischer Fisch<br>- Frisch geschlachtetes Fleisch<br>- Reis<br>- Tees und frisches Wasser | - Tiefkühlkost<br>- Konserven<br>- Mikrowellenkost<br>- Zucker<br>- Weißmehlprodukte<br>- Abgepacktes Fleisch und Fisch<br>- Lebensmittel welche viele Konservierungsmittel enthalten<br>- Limonaden<br>- Genussmittel wie Alkohol und Kaffee (sie gelten in großen Mengen sogar als Qi- Räuber) |

Wir haben schon kennengelernt, dass es keine Zustände eines Qi- Überschusses gibt, es gibt lediglich Qi-Blockaden und Qi- Mangel. Die Ernährungstherapie ist also ein adäquates Instrument um Qi- Mangel zu behandeln. Essen Sie die richtigen Lebensmittel und werden gesund.

Einer der größten Ernährungsfehler welcher die westliche Welt begeht, hat mit der Thermik der Nahrungsmittel zu tun. Wir essen zu kalt!

Im inneren des Magens herrscht etwa die Körperkerntemperatur von 37,0°. Was passiert hier wenn eine eiskalte Limonade oder ein Eisbecher mit 7,0° verzehrt wird? Die Magenschleimhaut wird gereizt, sie muss ein Temperaturdefizit von etwa 30° ausgleichen. Die Durchblutung des Magens wird gesteigert, dieser Prozess kostet den Körper wertvolle Energie- also Qi.

Nach dem Prinzip der Gegenregulation reagiert der Magen zudem mit Hitze, wenn er „verkältet" wird. Es kommt zu Magenschleimhautentzündungen und Geschwürbildung.

Ist der Magen nicht in der Lage die Nahrung richtig zu erhitzen so wird der Nahrung nicht genügend Flüssigkeit entzogen. Die Feuchtigkeit verbleibt im Speisebrei und belastet im nächsten Verdauungsschritt die Milz.

Feuchtigkeit ist der pathologische Faktor der die Milz am meisten schädigen kann. Es kommt zu einer der häufigsten TCM- Diagnosen, dem Milz- Qi Mangel.

Dieser kennzeichnet sich durch:

- Müdigkeit, schnelle Erschöpfbarkeit
- Schwere Glieder, eventuell mit leichten Wassereinlagerungen
- Grübeln, bis hin zur Depressivität
- Verdauungsbeschwerden mit Völlegefühl, Blähungen, unverdauten Speiseresten im Stuhlgang, latenter Übelkeit
- Breiiger, feuchter Stuhlgang

Indem die Milz gestärkt wird, kann vielen Disharmonien vorgebeugt werden und Ungleichgewichte anderer Organsysteme behoben werden. Spricht man von Milz und Magen so spricht man auch von der Mitte oder dem Erdelement. Ist ein Mensch „aus seiner Mitte geraten“ oder „nicht mehr ausreichend geerdet“, so empfiehlt es sich die Milz mit einer geeigneten Diät zu unterstützen.

Es gibt in der chinesischen Ernährungslehre unzählige Empfehlungen zu allen Erkrankungen und Ungleichgewichtszuständen. In jedem Fall ist es allerdings wichtig und nötig die Therapie der Mitte zu beachten.

Was die Milz mag, das ist vor allem erwärmtes Essen, und zwar nicht aus der Mikrowelle, sondern im Backofen, auf dem Herd oder über dem Feuer. Kaltes, zu feuchtes Essen, schädigt die Milz und öffnet das sogenannte „Tor zu den 100 Krankheiten“.

Beginnen Sie, wenn möglich den Tag mit einem warmen Frühstück. Ein warmer Brei aus Getreide (Congee- Rezept siehe Ende des Kapitels), Reis oder Haferflocken eignet sich hervorragend dafür. Dazu kann frisches Obst oder Gemüse mit verkocht werden. Es ist möglich diesen Brei nach seinem persönlichen Geschmack zu verfeinern- mit Nüssen, Samen, Rosinen und Gewürzen. Trinken sie hierzu einen warmen Tee oder einen Kaffee.

Eher schlecht ist ein Frühstück mit sehr kalten Lebensmitteln wie Joghurt, frischem Obst, gezuckerten Frühstücksflocken und Fruchtsäften.

Im Tagesverlauf sollten immer wieder warme Speisen zu sich genommen werden. Obst und Gemüse ist zwar sehr reich an Qi, ist jedoch in Rohkostform ein eher kaltes Lebensmittel, daher ist es von Vorteil diese Lebensmittel zu erwärmen. Gemüse kann zu Suppen verarbeitet werden. Diese sind leicht verdaulich, stärken Milz und Mitte und sind außerdem reich an Qi. Grundnahrungsmittel aus Getreide (Dinkel, Grünkern, Vollkornweizen, Reis, Urkorn, Amaranth, Roggen) dürfen großzügig verzehrt werden, es sollte sich aber stets um Vollkorngetreide handeln. Weißmehl ist eher schädlich für die Mitte.

| Mittestärkende Lebensmittel | Energieräuber der Mitte |
|---|---|
| - Vollkorngetreidebreis (Congee), Reisbrei<br>- Reis in allen Variationen<br>- Suppen mit Gemüse, Getreide, Huhn, Schwein, Fischeinlage<br>- Warme Getränke – Tees, heißes Wasser, Stilles Wasser<br>- Frische Küchenkräuter – Petersilie, Rosmarin, Dill, Schnittlauch, Basilikum etc. | - Kalte Lebensmittel – Joghurt, Quark, Eiscreme, Milch<br>- Zu viel Rohkost – Obst und Gemüse, vor allem aber Melone, Gurke, Tomate<br>- Zucker, Weißmehl, denaturierte Nahrungsmittel<br>- Alkohol, zu viel Kaffee<br>- Limonaden, Fruchtsäfte<br>- Zu häufiges Grübeln |

Versuchen Sie einmal eine Milz- Kur zu starten und ernähren Sie sich 7 Tage oder länger nur von Lebensmitteln welche ihre Milz stärken. Sie werden in dieser Woche sicherlich einige Veränderungen feststellen. Häufig bessern sich verschiedenste Symptome, wenn ein Milz-Qi Mangel behoben wird. Das Gewicht normalisiert sich, die Verdauungsfunktion verbessert sich und die Patienten bekommen wieder mehr Vitalität und Lebensfreude.

Congee Grundrezept

Nehmen Sie ein Vollkorngetreide ihrer Wahl, das ganze Korn. Besonders gut eignen sich Reis, Dinkel, Roggen, Vollkornweizen, Urkorn und Grünkern.

Weichen Sie die gewünschte Menge in einem Kochtopf über Nacht ein. 1/3 Getreidekorn und 2/3 Wasser und legen Sie ein Geschirrtuch über den Topf. Am nächsten Morgen lassen Sie den Congee für mindestens eine Stunde köcheln und verfeinern Sie ihn nach ihrem persönlichen Geschmack. Fertig ist der Getreidebrei.

*„Guten Appetit!"*

## 23. Heilmittel der Chinesen

### *23.1 Ingwer (*Zingiber officinale)

Die Ingwerwurzel ist für weitaus mehr gut, als nur ein asiatisches Reisgericht zu verfeinern. In der chinesischen Medizin gilt der Ingwer seit je her als begehrtes Heilmittel. Die Heilwirkungen beziehen sich hauptsächlich auf die Mitte, also Magen und Milz, sowie die Lunge.

Getrockneter Ingwer wirkt im Sinne der chinesischen Medizin eher „heiß", er sollte daher sparsam eingesetzt werden, es sei denn, der Patient leidet unter starken Kältegefühlen, oder es steht ein kalter Winter vor der Tür.

Frischer Ingwer hingegen wirkt leicht erwärmend und darf großzügig das ganze Jahr über verzehrt werden. Die leicht erwärmende Thermik harmonisiert Magen und Milz, welche ohnehin häufig zu kühl gehalten werden.
Er beruhigt den Magen und hilft ihm, seinen natürlichen Qi-Fluss beizubehalten. Ingwer wirkt daher besonders gut gegen Übelkeit, Erbrechen, Unwohlsein und Sodbrennen. Im westlich-wissenschaftlichen Kontext konnte nachgewiesen werden, dass Ingwer ähnlich funktioniert wie moderne Medikamente gegen Übelkeit und Erbrechen[3].
Ingwer zerstreut pathogene Faktoren im Magen-Darm-Trakt und entlastet so die Gedärme. Er wirkt zudem stark entgiftend, erleichtert bei Verstopfung oder Durchfall und wirkt entzündungshemmend auf den gesamten Verdauungsapparat.

---

[3] https://www.uniklinik-freiburg.de/nc/presse/publikationen/im-fokus/detailansicht/presse/41.html

Er wird besonders in der Therapie von Reiseübelkeit, Übelkeit durch Chemotherapie und Schwangerschaftserbrechen geschätzt.

Die Wissenschaft geht zudem davon aus, dass Ingwer in der Lage ist, ähnlich wie chemisch hergestellte Medikamente, Schmerzen zu lindern. In der chinesischen Medizin ist diese Erkenntnis schon lange nicht mehr neu.

Frischer Ingwer wirkt zudem schweißtreibend und ist daher in der Lage, beginnende Erkältungen abzuwehren und pathogene Faktoren wie Wind, Kälte, Feuchtigkeit, Hitze, Trockenheit und vor allem Schleim zu vertreiben.
Ingwer stärkt in diesem Kontext die Lunge und unterstützt ihre Arbeit, zudem wird das Wei-Qi (Immunsystem) gestärkt und stimuliert. Bei chronischen Atemwegserkrankungen wie Asthma bronchiale und Bronchitis wirkt der Ingwer hustenstillend, schleimlösend und entzündungshemmend.

Ingwer kann frisch in Scheiben, als Tee, oder Saft verzehrt werden.

- **Saft** – Nehmen Sie eine kleine Ingwerknolle und schneiden Sie diese in Stücke, dazu ein Glas Wasser. Zusammen in den Mixer- absieben, und fertig ist der Ingwersaft.
- **Tee-** Nehmen Sie 4-5 Scheiben Ingwer oder noch besser, raspeln Sie die eine kleine Knolle Ingwer in die Teetasse. Übergießen Sie den Ingwer mit etwa 90° heißem Wasser und lassen Sie den Tee 10 Minuten ziehen, absieben - fertig ist der Ingwertee.
- Bei akuten Beschwerden, kann es sinnvoll sein sich eine frische Scheibe Ingwer direkt auf die Zunge zu legen und ausgiebig zu kauen. Ansonsten gilt: verwenden Sie ihn so häufig wie möglich beim Kochen.

### *23.2 Ginseng (Panax Ginseng)*

Der Ginseng ist eines der wichtigsten und ältesten Arzneimittel in der chinesischen Medizin. Er zählt zu den Qi-Tonisierungsmitteln. Er ist damit in der Lage, bei Schwächezuständen, Müdigkeit, Antriebslosigkeit und Altersbeschwerden Kraft und Vitalität zu schenken.

Die stärkende Wirkung konnte schon mehrfach wissenschaftlich belegt werden. Bei einer Studie von 2007 der Mayo-Clinic in Rochester[4] mit 280 Krebspatienten, die unter Fatigue (übermäßiger Müdigkeit und Abgeschlagenheit) litten, konnte eine signifikante Besserung der Beschwerden beobachtet werden, nachdem acht Wochen lang Ginseng eingenommen wurde.
Ferner konnten Blutzucker- und Cholesterinsenkende, Blutdruckregulierende, Immunstimulierende, Potenzsteigernde und Konzentrationsfördernde Wirkungen beobachtet werden. Zudem senkt Ginseng die Wahrscheinlichkeit einen Herzinfarkt zu erleiden.

Eine Ginsengkur sollte zwischen vier und 12 Wochen andauern, spätestens dann sollte eine Pause eingelegt werden. Besondere Vorsicht gilt bei Bluthochdruckpatienten und Diabetikern die Medikamente einnehmen. Vor Operationen sollte der Ginseng etwa eine Woche zuvor abgesetzt und eine Überdosierung vermieden werden. Bei Unsicherheiten in der Anwendung sprechen Sie mit ihrem Fachmann – Arzt, Heilpraktiker oder Apotheker.
Generell ist der Ginseng eher für Menschen ab 30 Jahren und älter geeignet. Junge Menschen und Jugendliche haben in der Regel noch ausreichend Qi.

Im Sinne der chinesischen Medizin wirkt Ginseng folgendermaßen:

- Fördert und tonisiert das Qi
- Unterstützt das Yin
- Beruhigt und klärt Shen – das Bewusstsein
- Erzeugt Körperflüssigkeiten
- Stärkt Herz, Lunge und Milz

Wird der Ginseng frisch verkocht, so sollten täglich 2-9 g Ginseng über zwei Stunden geköchelt und der Sud in kleinen Mengen über den Tag verteil eingenommen werden. Alternativ können Ginsengkapseln, Tonika oder Ginsengtee in Apotheke, Fachhandel und Reformhäusern erworben werden.

---

[4] http://www.aerzteblatt.de/nachrichten/28681

Ich empfehle Ginseng häufig bei schwerer, zehrender Erkrankung. Bei Patienten im letzten Lebensdrittel oder als Stoßtherapie für Menschen, die sich gerade in heftigen Stresssituationen befinden (Prüfungsphase, Wohnungsumzug, Familiäre Belastungssituation). Ab 50 Jahren ist es meist nicht verkehrt ein- bis zweimal im Jahr eine Ginsengkur zu machen.

### *23.3 Grüner Tee*

Grüner Tee wird in China sehr viel getrunken. Er gehört nicht selten für viele Chinesen zur täglichen Ernährung dazu, wie für uns Europäer der Kaffee.
Er enthält ähnlich wie Kaffee sogenannte „Aufputschsubstanzen“ wie Coffein. Zudem ist er noch reich an sekundären Pflanzenstoffen, welche gesundheitsförderlich und reinigend wirken.
Aus Sicht der traditionellen chinesischen Medizin wirkt grüner Tee:

- Klärend und kühlend
- Entgiftend
- Er leitet sogenannte toxische Hitze aus, wie sie bei der Verdauung von Fleisch, Alkohol, Fettigem, Gerilltem, gebratenem, Zigaretten und Medikamenten entsteht.

Grüner Tee kann ganzjährig getrunken, jedoch sollte im Winter der Konsum etwas reduziert werden. Ebenso sollten Menschen den grünen Tee einschränken, die regelmäßig unter Frösteln und Kälte leiden. Ansonsten ist der grüne Tee eine der besten Krankheitsprophylaxen die es gibt und darf in großen Mengen getrunken werden - bis zu zwei Litern täglich.

Im westlich-wissenschaftlichen Kontext wirkt grüner Tee[5]:

- Cholesterinsenkend
- Blutdrucksenkend

---

[5] http://www.bloodjournal.org/content/110/6/2216.long?sso-checked=true
http://www3.klinikum-augsburg.de/index.php/fuseaction/download/lrn_file/miracle-studien-flyer.pdf
http://ptaforum.pharmazeutische-zeitung.de/index.php?id=4770

- Leberschützend
- Antikanzerogen – schützt nachweislich vor Krebserkrankungen
- Fördert Konzentration und Denkleistung
- Blutgefäßschützend - Grüner Tee wirkt Ablagerungen in den Blutgefäßen entgegen und schützt somit vor Herzinfarkt, Schlaganfall und Co.

Genießen Sie den grünen Tee heiß oder kalt. Für unterwegs gibt es den etwas teureren Matcha – Tee. Das ist gemahlener Grüntee als Pulver, dieser kann bequem am Arbeitsplatz oder während dem Sport getrunken werden.

**Grüner Eistee mit Limette und Ingwer**

- 4 Beutel grüner Tee
- 30 g Ingwer
- 1 Limette oder Zitrone
- 5 EL Agavendicksaft zum süßen

Den zerriebenen Ingwer für 10 Minuten in 500ml Wasser abkochen. Dann absieben und die vier Beutel Grüntee bei etwa 80° ziehen lassen. Den Saft von einer Limette oder Zitrone zugeben und mit Agavendicksaft je nach Geschmack süßen. Einige Eiswürfel hinzugeben und fertig ist ein gesundes Sommergetränk. Zum Verfeinern können noch ein paar Blätter Melisse dazugegeben werden.

### *23.4 Curcuma (Curcumae radix)*

Curcuma ist verantwortlich für die Gelbfärbung des Currypulvers und fester Bestandteil der asiatischen und indischen Küche. Im Kontext der traditionellen chinesischen Medizin ist Curcuma ein blutregulierendes Medikament. Es bewegt das Blut (Xue) und vermag Blockaden zu lösen.

Es wird verwendet um:

- Blut zu bewegen – bei Schmerzen durch Trauma
- Lösen von Blutstasen (Blockaden) – bei Menstruationsstörungen, Spannungsgefühl und Schmerzen im Unterleib und in der Brust

- Kühlen von Hitze – Bei hitzeassoziierten Erkrankungen. Hitze spielt oft eine Rolle bei Erkrankung, da bei jeder Form von Blockade Hitze entsteht. Es findet also Anwendung bei schnellem Puls, roter Zunge, Hitzegefühlen, Herzrhythmusstörungen, Allergien, Bluthochdruck, Dysbalancen der Leber, Unruhe, Entzündungen, Krebserkrankungen, Rheuma, Autoimmunerkrankungen
- Ausleitung von Feuchtigkeit und Hitze – viele Leberstörungen gehen mit feuchter Hitze einher. Allerdings kann feuchte Hitze auch durch falsche Ernährung entstehen, typische Lebensmittel hierfür sind: Alkohol in Kombination mit Weißmehlprodukten, Zucker, Käse, Scharf zubereitetem Fleisch. Bei feuchter Hitze kommt es zu Trägheit, übelriechendem Stuhlgang und Blähungen, Druckgefühl im Bauch, leichter Gelbfärbung der Haut.
- Qi bewegen - Anwendung bei Schmerzen des Oberbauches und Verdauungsbeschwerden, Menstruationsbeschwerden, Depressionen.

In der Schwangerschaft sollte Curcuma nicht eingenommen werden!

Curcuma gilt nicht umsonst als eins der gesündesten Lebensmittel der Welt. Westlich gesehen wirkt Curcuma antientzündlich, antiviral, antibakteriell, antikanzerogen (gegen Krebszellen[6]), Blutverdünnend (das verhindert die Entstehung von Blutgerinnseln und beugt damit Herzinfarkt, Schlaganfall und Co. vor) und wirkt gezielt entzündungshemmend auf Leber und Darm. Er kommt daher vorwiegend bei chronisch entzündlichen Darmerkrankungen und chronischen Leberentzündungen zum Einsatz. Aber auch zur einfachen Gesundheitsprophylaxe ist der Gelbwurz ein probates Mittel. Er beugt nahezu allen schweren Erkrankungen vor. Meist gehen Erkrankungen mehr oder weniger mit Entzündungen einher, nimmt der Patient ausreichend entzündungshemmende Substanzen mit der täglichen Ernährung zu sich, so wird die Krankheitsentstehung im Keim erstickt. Sollte schon eine Erkrankung bestehen so ist die Einnahme erst recht indiziert. Es gibt unterschiedliche Präparate mit guten Wirkmengen in der

[6]https://www.uniklinik-freiburg.de/fileadmin/mediapool/08_institute/rechtsmedizin/pdf/Addenda/2016/Kurkuma_-_Wissenschaftliche_Zusammenfassung_2015.pdf

Apotheke zu kaufen, zum Teil sind zusätzlich noch Stoffe enthalten welche die Aufnahme des Curcumins im Dünndarm erleichtern.
Sollten Sie Medikamente zur Blutverdünnung einnehmen so besprechen Sie die Einnahme von Curcumapräparaten mit ihrem Arzt, Heilpraktiker oder Apotheker.

### *23.5 Chinesische Kraftsuppe*

Chinesische Kraftsuppen kommen zum Einsatz, um Patienten nach und während einer Erkrankung in ihrer Regeneration zu unterstützen. Nach Schwangerschaft im Wochenbett, in Stresszeiten und nach Operationen mit schweren Wunden hat sich der regelmäßige Konsum von Kraftsuppen bewährt. Sie tonisieren das Qi, harmonisieren den Organismus und bauen Blut und Säfte wieder auf.

Die Kraftsuppe wird vor dem Verzehr mehrere Stunden gekocht. Durch den langen Kochvorgang gewinnt die Mahlzeit an Qi und Wärme. In Vorstellung werden die mitgekochten Zutaten während der langen Erhitzung zu einer energetischen Einheit und können besonders gut von der Milz verwertet werden. Dadurch wird die Verdauungsenergie gestärkt und der Körper angeregt Blut, Qi und Säfte zu bilden. Aus diesem Grund gibt die Suppe so viel „Kraft“.

Ab wann ist die Kraftsuppe auch für Sie geeignet?

- In der kalten Jahreszeit
- Bei frösteln und innerem Kältegefühl
- Nach langer Erkrankung oder im Wochenbett
- Bei sehr alten Menschen
- Bei Energiemangel, zum Beispiel mit Blässe, schlechter Belastbarkeit, Schmerzen des unteren Rückens, blasser Zunge, langsamen Puls
- Wenn Sie häufig an Infekten leiden, kann die Suppe Ihr Immunsystem stabilisieren
- Nach einer Schwangerschaft im Wochenbett – auch für die Väter

Sollten Sie an sogenannten Hitzesymptomen leiden, so sollten Sie eher auf Grün- und Pfefferminztee als auf die Kraftsuppe zurückgreifen. Hitzezeichen können sein:

Übererregbarkeit, Nervosität, Bluthochdruck, Migräne, Hitzewallungen, schneller Puls gerötetes Gesicht, rote Zunge, Einschlafprobleme.

Und so wird die Kraftsuppe zubereitet:

**2-3 Liter Wasser**

Die Grundlage für die Suppe, das Wasser, wird zum Kochen gebracht.

Gemüseeinlage

Versuchen Sie möglichst viele verschiedene Gemüsesorten mit einzubringen, die Vielfalt der Zutaten ist an der späteren Qualität der Suppe beteiligt. Schneiden Sie das Gemüse so klein wie möglich. Besonders bewährt hat sich Wurzelgemüse wie ***Sellerie, Ingwer, Ginseng, Karotten, Petersilienwurzel, Zwiebeln, Lauch, Rote Beete und Rettich.*** Die Suppe kann noch weiter verfeinert werden mit: ***Kartoffeln, Kürbis, Paprika, Lorbeerblätter, Nelken, ganze Pfefferkörner, Muskat, Salz, Trüffel.***

Fleischeinlage

Besonders wertvoll ist eine Fleischeinlage aus ***Hühnchenfleisch***, es kann das ganze Huhn mit gekocht werden, oder auch nur ein halbes. Ebenfalls möglich sind Fleischeinlagen aus ***Wildfleisch, Gans, Ente oder Rindfleisch***. Knochen können ebenfalls mit gekocht werden. Alternativ kann auch Fisch eingesetzt werden. Bewährt hat sich ***Lachs*** oder ***frischer Tunfisch***.

Sollten Sie kein Fleisch mögen, so können auch Linsen oder Bohnen benutzt werden.

Zubereitung

Das Fleisch sollte mit separatem Wasser zubereitet werden, was nach dem ersten Kochen weggeschüttet wird. Das Fleisch sollte etwa eine Stunde köcheln.

Nun wird alles zusammen in einen Topf gegeben und 5-6 Stunden köcheln gelassen. Danach werden die festen Bestandteile der Suppe abgeschüttet und verworfen. Nach einer so langen Kochzeit sind alle wertvollen Bestandteile in die Brühe übergegangen. Nach dem die Suppe abgekühlt ist kann sie im Kühlschrank aufbewahrt werden.

Verzehren Sie nun täglich 2- 3 Teller der Brühe nachdem Sie sie nochmals erwärmt und mit frischem Gemüse verfeinert haben – zum Beispiel mit ***Karotten, Kartoffeln, Ingwer, Petersilie oder Schnittlauch.***

Es sollte morgens, mittags und abends ein Teller gelöffelt werden. Wenn Sie das nicht schaffen, dann verzehren Sie die Suppe nur morgens und abends.

Zusätzlich kann Ihnen ein erfahrener TCM-Therapeut nach einer Diagnostik chinesische Heilkräuter empfehlen, die Sie in der Suppe mitkochen. Fertige Heilkräutermischungen für Kraftsuppen können Sie in einigen Apotheken, sowie im Fachhandel erhalten.

### *23.6 Die Getreidekur*

Regelmäßig durchgeführte Getreidekuren stärken das Qi der Mitte, indem überschüssige ‚Schlacken' in Form von Feuchtigkeit, Hitze, Toxinen und Kälte ausgeschieden werden. Die Mitte (Funktionskreis Magen/Milz) wird gewärmt und entlastet. Dies gibt auch dem Funktionskreis Niere/Blase die Möglichkeit, sich zu regenerieren und sein Qi zu stabilisieren.

Gerade bei Erkrankungen, welche das Verdauungssystem betreffen oder jenen, die vom Verdauungssystem abhängig sind, empfehle ich diese Kur häufig. Ebenso bei allgemeiner Qi- Schwäche und zur Rehabilitation nach einer schweren Erkrankung.

Zustände, bei denen eine Getreidekur in Frage kommt:

- Chronische Magenschleimhautentzündung
- Reizdarmsyndrom, Reizmagen
- Hämorrhoiden
- Nahrungsmittelunverträglichkeiten
- Neurodermitis, Akne vulgaris, häufige Pilzerkrankungen der Haut
- Allergien – Heuschnupfen, Asthma, Allergische Rhinitis, gastrointestinale Allergien
- Häufige Erkältungen
- Chronische Erschöpfung und Müdigkeit ohne andere Ursache

- Nach einer schweren langen Erkrankung – auch nach Operationen
- Nach einer Schwangerschaft – auch für die Väter
- Bei psychischen Beschwerden – Depression, Angsterkrankung, Burn out
- Bei Autoimmunerkrankungen – z.B Rheumatoider Arthritis, chronisch entzündlicher Darmerkrankungen, Hashimotothyreoditis oder multipler Sklerose; immer in Absprache mit dem Arzt oder Heilpraktiker

Die Getreidekur kann dauerhaft an einzelnen Tagen in der Woche durchgeführt werden, oder als einzelne Fastenkur mit einer Dauer von sieben Tagen. Bei Herz und Nierenerkrankungen sollte hier jedoch stets auf einen ausgeglichenen Kalium- und Natriumhaushalt geachtet werden.

Die Getreidebreie können in der alltäglichen Ernährung eine Mahlzeit des Tages ersetzen und so einen regelmäßigen Beitrag zur Gesundheit leisten. Grundsätzlich sind die Getreidecongees die gesündesten Gerichte in der Traditionellen Chinesischen Medizin. Eine Entgiftungskur wird zweimal im Jahr empfohlen, im Frühjahr und im Herbst.

<u>Getreidecongee Grundrezept:</u>

Das Getreide wird mindestens drei Stunden oder über Nacht in Wasser eingeweicht; dabei sollte das Wasser das Getreide ganz bedecken. Es empfiehlt sich den Topf mit einem Deckel oder Geschirrtuch abzudecken.

Anschließend sollte das Getreide für ein bis zwei Stunden geköchelt werden, bei Bedarf wird immer wieder Wasser nachgegossen, sodass es eine feuchte Breikonsistenz erhält. Zum Schluss sollte der Brei ca. 30 Minuten nachquellen.

Es kann ein wenig frischer Ingwer, Kardamom, Kümmel, Anis, Fenchelsamen oder Curcuma mit gekocht werden. Um den Geschmack zu verbessern, kann im Anschluss an den Kochvorgang eine kleine Menge Apfel in den Brei geraspelt werden.

Klassisch wird Reis zu einem Reisbrei verkocht, es können aber auch folgende Getreide verwendet werden:

- Dinkel
- Hirse

- Weizen
- Grünkern
- Emmer
- Gerste
- Roggen (nicht als längere Kur, da er schwerer verdaulich ist)

Hirse, Reis und Gerste empfehlen sich für Patienten, die an zu viel Feuchtigkeit leiden. Dinkel und Weizen sollte bei Feuchtigkeit gemieden werden und vornehmlich von älteren Patienten verwendet werden, da diese eher unter Trockenheit leiden und die Getreidesorten Feuchtigkeit zuführen.

Während einer Getreidekur sollte mindestens 2-3 Liter Wasser und Tee getrunken werden. Während des Tages können falls nötig kleine Mengen Karottensaft getrunken werden.

## 24. Danksagung

Ich möchte mich an dieser Stelle bei allen Menschen bedanken, die mich auf meinem bisherigen Weg begleitet und geprägt haben. An aller oberster Stelle bedanke ich mich bei meinen Patienten, die mir meine Arbeit erst ermöglichen. Ich sehe es nicht als selbstverständlich, eher als besondere Wertschätzung, Menschen in den unterschiedlichsten Lebenssituationen begleiten zu dürfen.

Ich möchte mich bei meiner Familie bedanken, speziell bei meinen Eltern, ohne deren Unterstützung mein Handeln, so wie es ist, nicht möglich wäre. Ich bedanke mich bei meinen Mentoren, die viel Zeit und Geduld in meine Lehre gesteckt haben.
Ich danke all meinen Freunden, die mir in jeglichen Lebenslagen Rückendeckung gegeben haben und dies immer wieder tun.

Zum Schluss bedanke ich mich von ganzem Herzen bei meiner Frau Vanessa, ohne Deine Geduld, Dein Rückhalt und Deine Liebe würde ich heute nicht dastehen, wo ich bin! Ich liebe Dich!

Danke!

## 25. Literaturverzeichnis

*Indikationsliste der Fachgesellschaften Akupunktur* /Deutsche Ärztegesellschaft für Akupunktur DÄGfA

*Traditionelle Chinesische Innere Medizin*, Elsevier Verlag Urban und Fischer, Malte Kießler, 1. Auflage 2005

*Das große Buch der Ohrakupunktur*, Hippokrates Verlag, Frank Bahr / Beate Strittmatter, 2010

*Propädeutik der neuen Schädelakupunktur nach Yamamoto (YNSA),* Hippokrates Verlag, Hans P. Ogal / C. Kolster, 2004

*Akupunktur*, Elsevier Verlag Urban und Fischer, Stefan Allmendinger, 2. Auflage 2011

*Das große Buch der klassischen Akupunktur*, Elsevier Verlag Urban und Fischer, F.Bahr/ K. Bushe-Centmayer/ L.Dorfer/ F.Jost/ G.Litscher/ S.Suwanda/ H.Zeitler†, 1. Auflage 2007

*Praxis Lehrbuch Akupunktur*, Hippokrates Verlag, Hans-Ulrich Hecker/Angelika Steveling, Elmar T. Peuker (Hrsg.), 2010

*Taschenbuch Anatomie*, Elsevier Verlag Urban und Fischer, Benninghoff/Drenckhahn, 1. Auflage 2008

*Psychosomatik in der Chinesischen Medizin*, Elsevier Verlag Urban und Fischer, Klaus-Dieter Platsch, 2.Auflage 2012

*Der Gelbe Kaiser: Das Grundlagenwerk der Traditionellen Chinesischen Medizin*, Knaur Verlag, Maoshing Ni, 2011

*Lehrbuch der Auriculotherapie*, Maisonneuve Verlag, P.F.M Nogier, 1969

*Akupunktur pocket*, Björn Bruckmeier Verlag, Katharina Kiesewalter, 2008

*Akupunktur für Schwangerschaft und Geburt*, Elsevier Verlag Urban und Fischer, Debra Bretts, 2009

Segment Anatomie, Elsevier Verlag Urban und Fischer, Ingrid Wancura-Kampik, 2010

*Die 100 wichtigsten Akupunkturpunkte der Orthopädie: Mit einem Anhang zur Ohrakupunktur nach Nogier und Bahr*, Zuckschwerdt Verlag, Gerhard Opitz/ Beate Strittmatter, 2.Auflage 2011

*Chinesische Bauchakupunktur*, Elsevier Verlag Urban und Fischer, Heping Yuan, 1. Auflage 2008

*Taschenatlas der Zungendiagnostik*, Hippokrates Verlag, Claus C. Schnorrenberger/ Beate Schnorrenberger, 2007